ATLAS DE

ANATOMIA
Ultra-Sonografia Musculoesquelética

ATLAS DE

ANATOMIA

Ultra-Sonografia Musculoesquelética

Mike Bradley, FRCR
Consultant Radiologist,
North Bristol NHS Trust,
Honorary Senior Lecturer,
University of Bristol

Paul O'Donnell, FRCR
Consultant Radiologist,
Royal National Orthopaedic Hospital,
Stanmore, Middlesex

Revisão Técnica
Jefferson Braga
Professor do Departamento de Cirurgia da Faculdade de Medicina da Pontifícia Universidade Católica do Rio Grande do Sul

REVINTER

Atlas de Anatomia – Ultra-Sonografia Musculoesquelética

ISBN 978-85-372-0102-2

Tradução:
NELSON GOMES DE OLIVEIRA
Médico, RJ

Revisão Técnica:
JEFFERSON BRAGA
Professor do Departamento de Cirurgia da Faculdade de Medicina da Pontifícia Universidade Católica do Rio Grande do Sul

Título original:
Atlas of Musculoskeletal Ultrasound Anatomy

Reprinted by Cambridge University Press, 2006

Livraria e Editora REVINTER Ltda.
Rua do Matoso, 170 – Tijuca
20270-135 – Rio de Janeiro – RJ
Tel.: (21) 2563-9700 – Fax: (21) 2563-9701
livraria@revinter.com.br – www.revinter.com.br

Prefácio – introdução sobre a tecnologia

As imagens no presente texto foram obtidas por meio de um sistema de ultra-sonografia ATL HDI 5000 SonoCT (*Advanced Technology Laboratories, Bothwell, WA*) acoplado a um transdutor de arranjo linear de pegada L12–5 MHz. Não foi usada uma almofada de afastamento, mas foram aplicadas grandes quantidades de gel de acoplamento.

A maioria das imagens apresentadas foi obtida usando-se tecnologia de imageamento composto de tempo real SonoCT patenteada do ATL. Esta tecnologia é distinta da ultra-sonografia convencional, porque obtém imagens a partir de múltiplas linhas de visão. Na composição em tempo real, os feixes de ultra-som são emitidos a partir de até 9 linhas de visão e combinados em uma única imagem com velocidades em tempo real. Isto possibilita que todas as estruturas sejam escaneadas em um plano que é perpendicular ou próximo de 90° a uma ou mais das linhas de varredura. Difere-se dos outros métodos de composição pelo fato de usar funções computadorizadas transmissoras e receptoras para formar uma imagem composta em tempo real. Esta tecnologia é capaz de suprimir significativamente ou eliminar muitos problemas de rotina que degradam as imagens de ultra-sonografia, como ruído, pontilhado, confusão e artefatos de imagem. Além disto, a resolução de contraste é intensificada, melhorando a confiança diagnóstica.

Recentemente, o ATL introduziu o SonoCT Imaging, alcançando um grande avanço na qualidade de imagem panorâmica. O ATL usa tecnologia de reconhecimento de padrões patenteada, em vez de combinar *pixels* ao longo da borda da imagem para gerar uma aparência panorâmica. O SonoCT panorâmico depende do processamento de padrões teciduais capturados de uma região de interesse. Este método de reconhecimento de padrões em tempo real torna mais fácil e mais rápido executar o escaneamento panorâmico, porque é menos dependente do usuário para manter uma varredura firme e fluente. Habilita, também, o usuário a inverter facilmente a direção sem recomeçar um escaneamento panorâmico.

Princípios e armadilhas da ultra-sonografia musculoesquelética

Alta resolução – melhores resultados são obtidos usando-se um *probe* linear de alta freqüência em um sistema de ultra-sonografia combinado. O *Power* Doppler freqüentemente é útil para diagnóstico patológico, bem como na identificação da anatomia normal.

Anisotropia – este fenômeno produz áreas focais de hipoecogenicidade quando o *probe* não está perpendicular à estrutura linear que está sendo imageada. É particularmente observável no imageamento de tendões, resultando na simulação de lesões patológicas hipoecóicas no interior do tendão. O ultra-sonografista pode compensar isto mantendo o ângulo de 90° ou usando imageamento composto.

Anatomia – o conhecimento da anatomia relevante é essencial para diagnóstico e localização precisos da doença.

Simetria – o ultra-sonografista pode, na maioria das vezes, comparar áreas anatômicas quanto à simetria, o que ajuda a diagnosticar alterações ecográficas sutis.

Dinâmica – a ultra-sonografia presta-se com sucesso ao escaneamento enquanto é feito movimento da anatomia relevante, passivo ou resistivo. Isto pode ajudar a demonstrar anormalidades que podem ser acentuadas pelo movimento.

Palpação – o ultra-sonografista tem a oportunidade de palpar a anormalidade ou anatomia, ligando o imageamento diretamente à sintomatologia de uma forma que não é possível com outros tipos de imageamento por corte transversal.

Ecogenicidade dos tecidos

A ecogenicidade pode variar um pouco com diferentes freqüências de ultra-som e ajustes da máquina. Esta seção descreve estes tecidos usando os *presets* musculoesqueléticos comuns e freqüência de 12–5 MHz. O tecido circundante também influencia a ecogenicidade por causa da atenuação do feixe.

Gordura – gordura pura é hipoecóica/transônica, mas a ecogenicidade varia em diferente anatomia e patologia. Tumores gordurosos, como os lipomas, contêm áreas de tecido conjuntivo que criam as características linhas hiperecóicas paralelas lineares à pele. Outras áreas podem variar em ecogenicidade, dependendo da sua estrutura e do tecido circundante.

Músculo – as fibras do músculo são hipoecóicas, separadas por interfaces hiperecóicas. A fáscia hiperecóica circunda cada ventre muscular, delineando os grupos musculares.

Fáscia – limites de tecidos moles hiperecóicos finos, bem marginados.

Tendão – o tendão hiperecóico consiste em fibras paralelas interdigitadas correndo no eixo longitudinal do tendão. A bainha do tendão é hiperecóica, separada do tendão por uma área hipoecóica fina.

Paratendão – alguns tendões não possuem uma bainha tendinosa verdadeira, mas são rodeados por uma fronteira hiperecóica, o paratendão. Por exemplo, o tendão do calcâneo.

Ligamento – hiperecóico, similar aos tendões. O padrão fibrilar pode variar em ligamentos que possuem múltiplas camadas.

Sinovial/Cápsula – estas estruturas em torno das articulações geralmente não são distinguíveis separadamente em ultra-sonografia, ambas mostrando-se hipoecóicas e semelhantes ao líquido articular.

Cartilagem hialina – cartilagem hipoecóica/transônica é vista contra o osso cortical altamente refletivo.

Cartilagem costal – hipoecóica, bem definida. Bem marginada da extremidade anterior hiperecóica. A ecogenicidade varia dependendo de quanta calcificação contiver.

Fibrocartilagem – hiperecóica, normalmente cartilagem de forma triangular, em geral com ecos especulares internos como, por exemplo, os meniscos.

Osso/Periósteo – são indistinguíveis em osso normal. Linha reta/curva hiperecóica altamente refletiva com sombreamento acústico.

Pleura – pleura parietal hiperecóica é vista, freqüentemente, na área intercostal normal.

Ar/gás – é, também, altamente refletivo e cria artefatos característicos "em cauda de cometa". Pequenas bolhas de gás no tecido podem originar pequenos focos hiperecóicos, enquanto o pulmão aerado é difusamente hiperecóico com caudas de cometas.

Nervo – feixes nervosos lineares hipoecóicos separados por interfaces hiperecóicas, aspectos semelhantes aos tendões.

Sumário

ATLAS DE ANATOMIA
Ultra-Sonografia Musculoesquelética

Tórax

Fossa supraclavicular

(Figuras 1–9)

Esta é uma área mal definida na parte inferior do triângulo posterior do pescoço. Ela é limitada pela clavícula, inferiormente; músculo esternocleidomastóideo, medialmente; e trapézio, póstero-lateralmente. O soalho é muscular, compreendendo os músculos levantador da escápula, esplênio e os três músculos escalenos.

Conteúdo

- Nervo acessório
- Omo-hióideo
- Veia jugular externa
- Linfonodos
- Artéria subclávia
- Plexo braquial

Músculos escalenos

- *Escaleno anterior*
  - Origem: tubérculos anteriores das vértebras cervicais 3–6.
  - Inserção: tubérculo escalênico da primeira costela.
- *Escaleno médio*
  - Origem: tubérculos posteriores das vértebras cervicais 2–7.
  - Inserção: primeira costela, posterior ao sulco subclávio.
- *Escaleno posterior*
  - Origem: como parte do escaleno médio.
  - Inserção: segunda costela.

Anotações

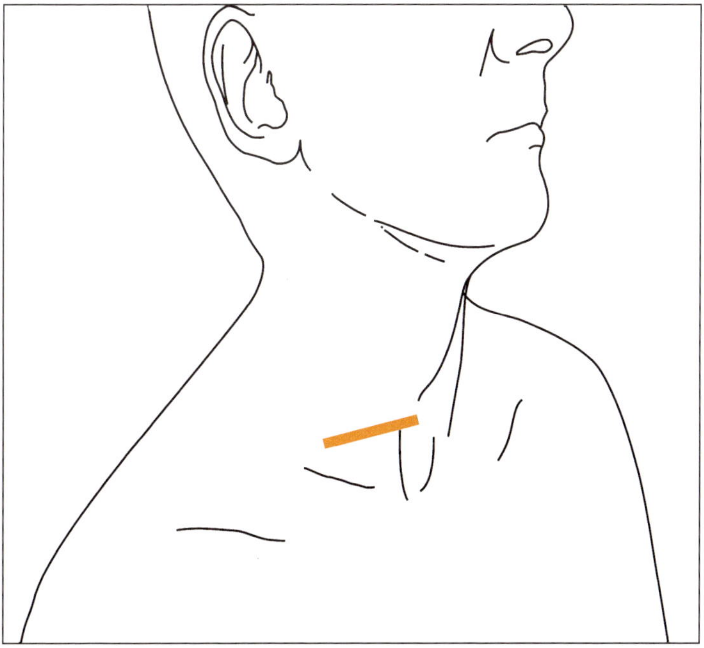

FIG. 1 ST, fossa supraclavicular anterior, *probe* sobre o esternocleidomastóideo

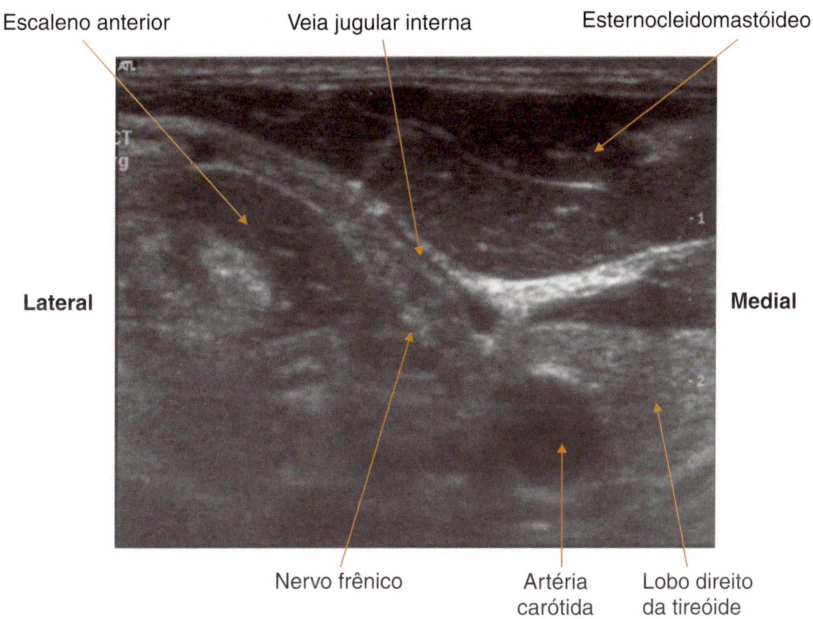

FIG. 2 ST, fossa supraclavicular anterior

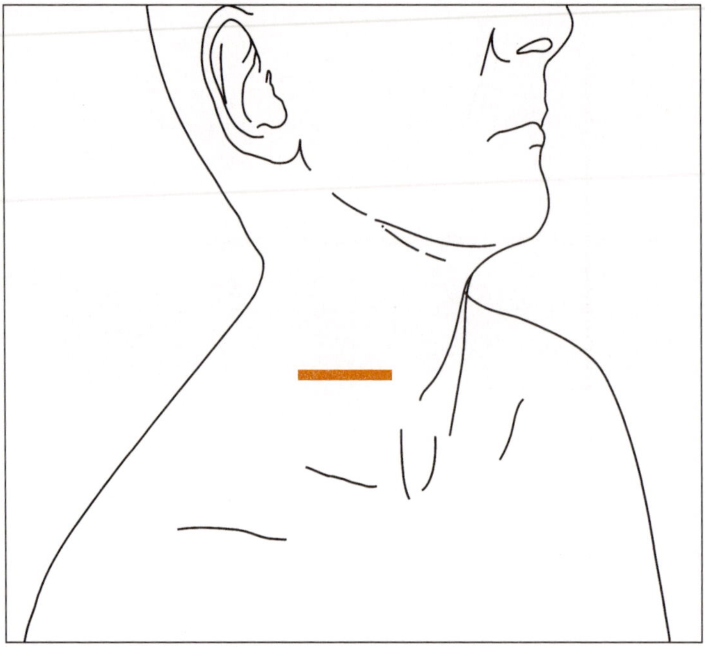

FIG. 3 ST, fossa supraclavicular, *probe* sobre o esternocleidomastóideo posterior

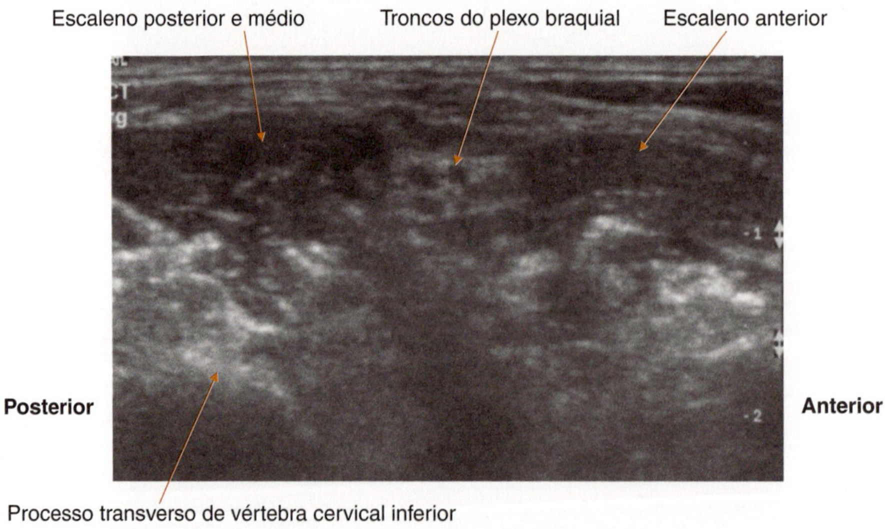

FIG. 4 ST, fossa supraclavicular

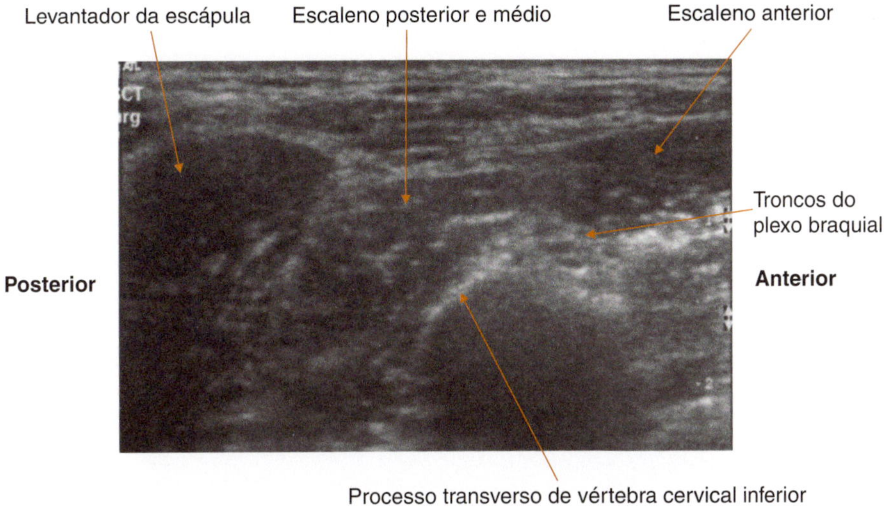

FIG. 5 ST, fossa supraclavicular posterior

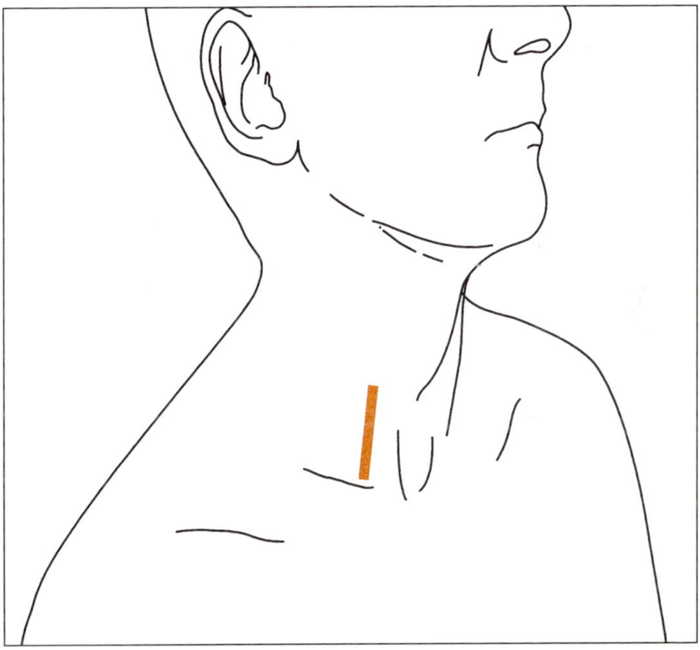

FIG. 6 SL, fossa supraclavicular, *probe* sobre o esternocleidomastóideo posterior

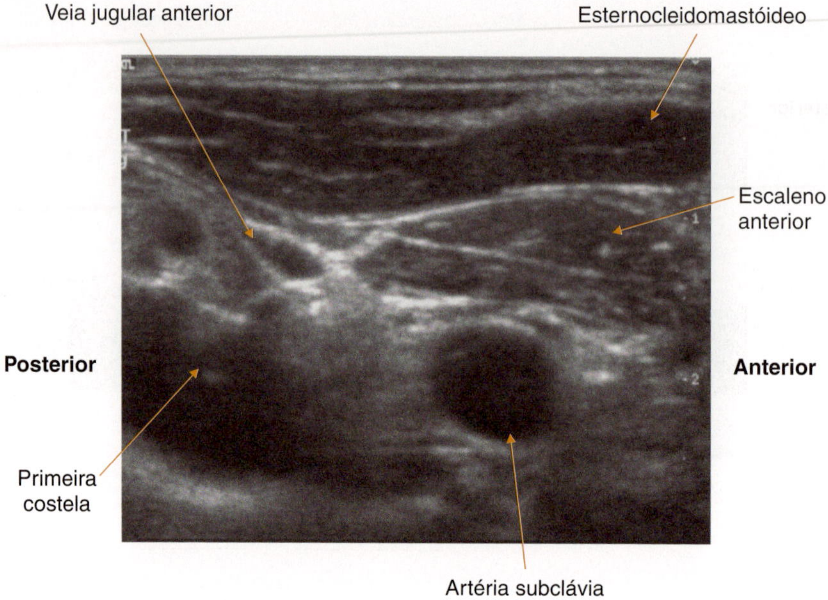

FIG. 7 SL, fossa supraclavicular oblíqua

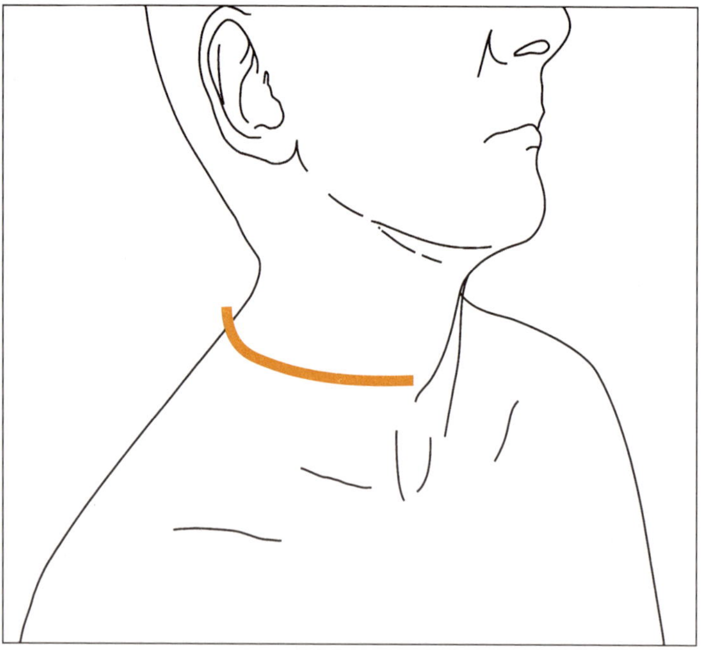

FIG. 8 ST panorama, fossa supraclavicular

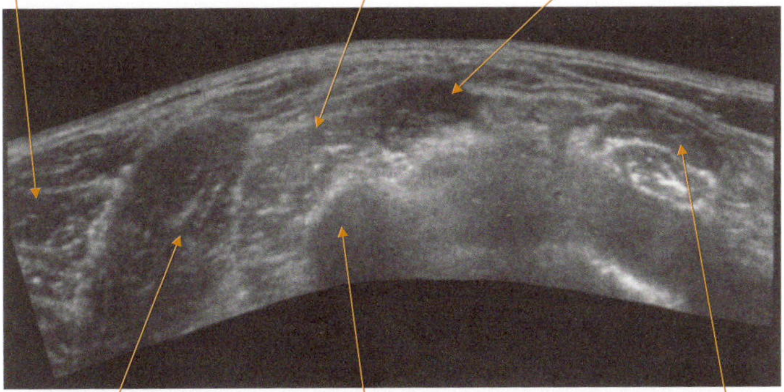

FIG. 9 ST panorama, fossa supraclavicular

Fossa infraclavicular

(Figuras 10 e 11)

Anotações

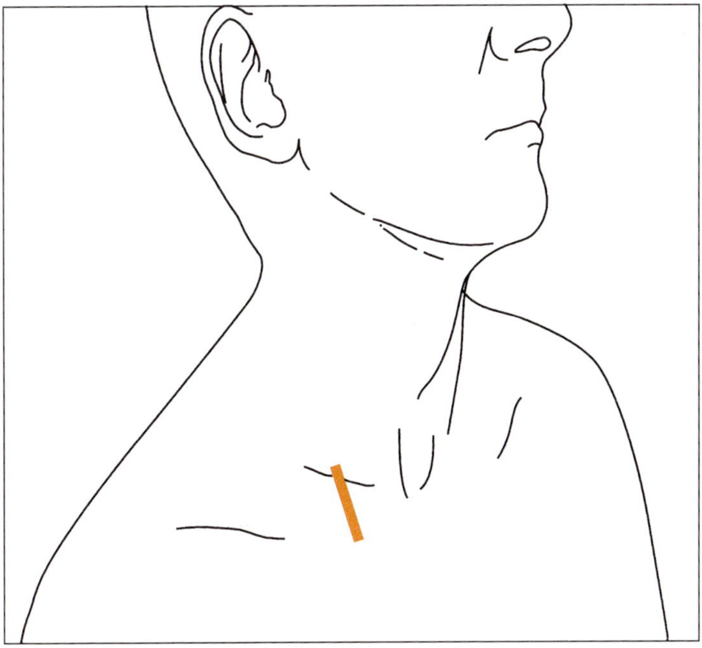

FIG. 10 SL, *probe* inferior à clavícula

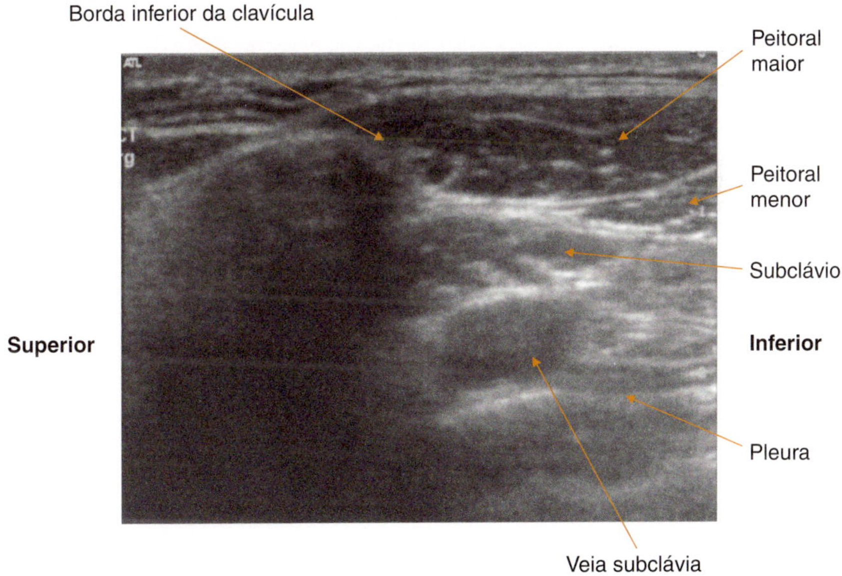

FIG. 11 SL, fossa infraclavicular

Articulação esternoclavicular

(Figuras 12 e 13)

Esta é uma articulação sinovial atípica, como a articulação acromioclavicular, uma vez que as superfícies articulares são cobertas com fibrocartilagem. A extremidade medial da clavícula articula-se com o manúbrio e primeira cartilagem costal. A cápsula é espessada anterior e posteriormente para formar os ligamentos esternoclaviculares. Ligamentos adicionais se fixam na primeira costela e clavícula contralateral.

Anotações

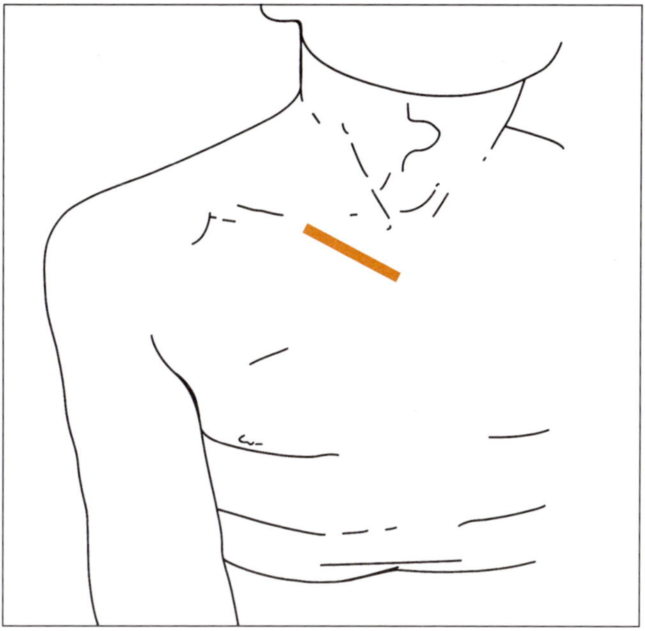

FIG. 12 *Probe* longitudinal à articulação, angulado a 45° com a linha mediana

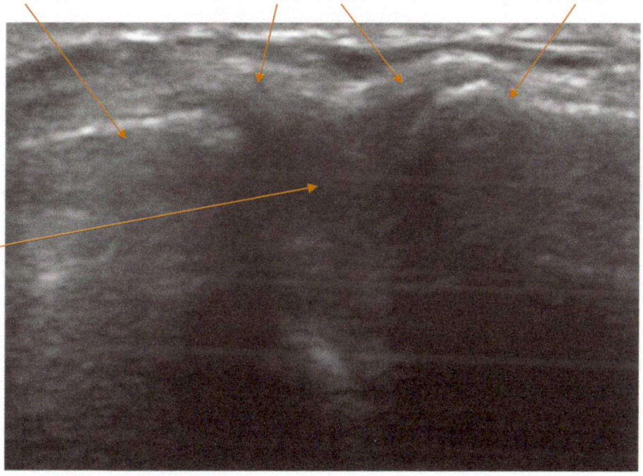

FIG. 13 SL, articulação esternoclavicular

Parede torácica

Anterior

Os músculos da parede torácica dispõem-se em 3 camadas de modo análogo àqueles no abdome, mas separados pelas costelas. As 2 camadas externas (intercostais externos e internos) são usualmente visíveis em um espaço intercostal profundo, ao qual podem ser vistos o espaço pleural e o pulmão. O feixe neurovascular está situado profundamente à segunda camada na parte superior do espaço intercostal.

Costelas e cartilagens costais

(Figuras 14–17)

A parte anterior de uma costela articula-se com uma cartilagem costal por meio de uma articulação cartilaginosa na qual nenhum movimento é possível. A costela é profundamente côncava, e a cartilagem, convexa. A 2ª e a 7ª cartilagens costais articulam-se com o esterno através de articulações sinoviais. A calcificação dentro das cartilagens costais é altamente variável e causa focos de hiperecogenicidade.

Anotações

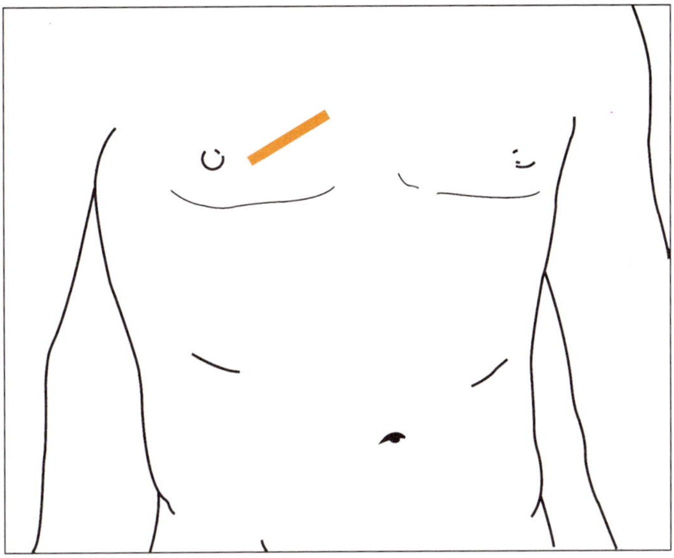

FIG. 14 *Probe* longitudinal à cartilagem costal

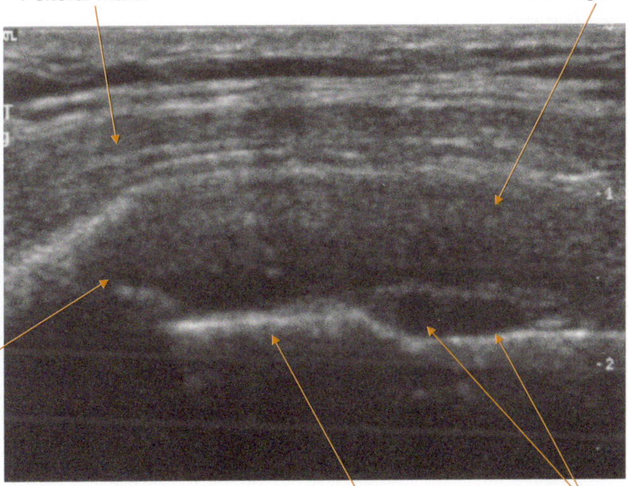

FIG. 15 SL, parede torácica paraesternal

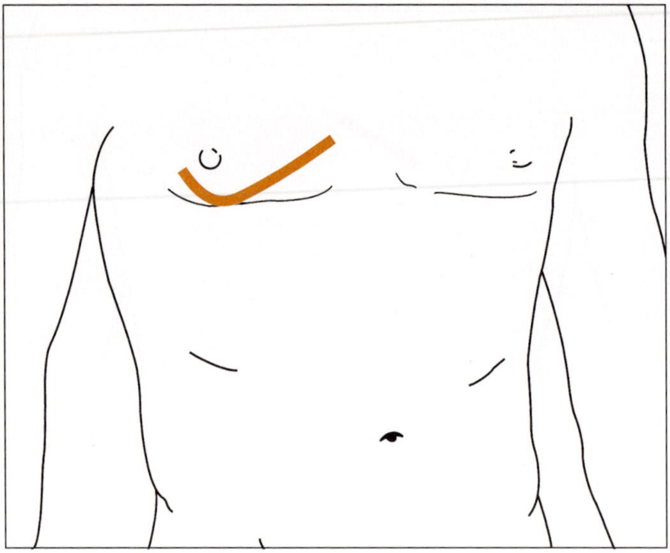

FIG. 16 SL panorama de costela e cartilagem costal

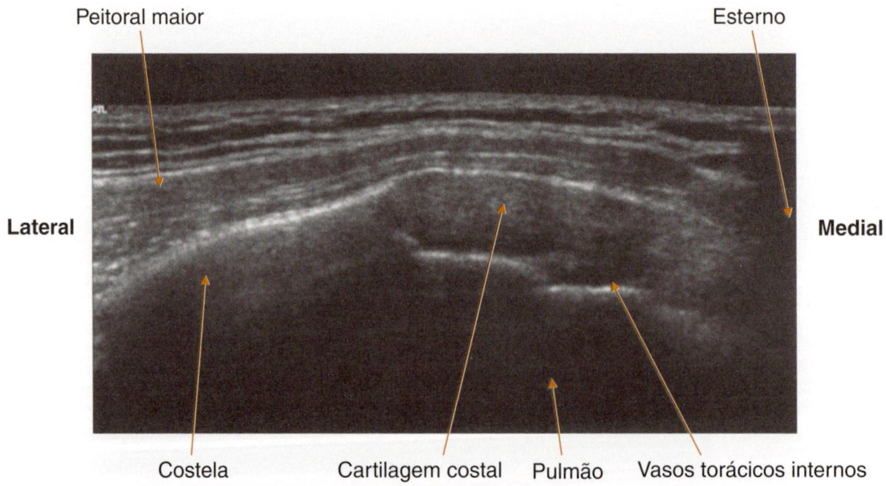

FIG. 17 Panorama, parede torácica anterior

Parede torácica lateral

(Figuras 18 e 19)

Intercostais externos e internos

- Origem: borda inferior da costela superior.
- Inserção: borda superior da costela inferior. Intercostais internos profundos aos externos.

Serrátil anterior

- Origem: 8 costelas superiores, sobrejacentes à parede torácica lateral.
- Inserção: ângulo inferior e margem costal da escápula. Forma a parede medial da axila.

Anotações

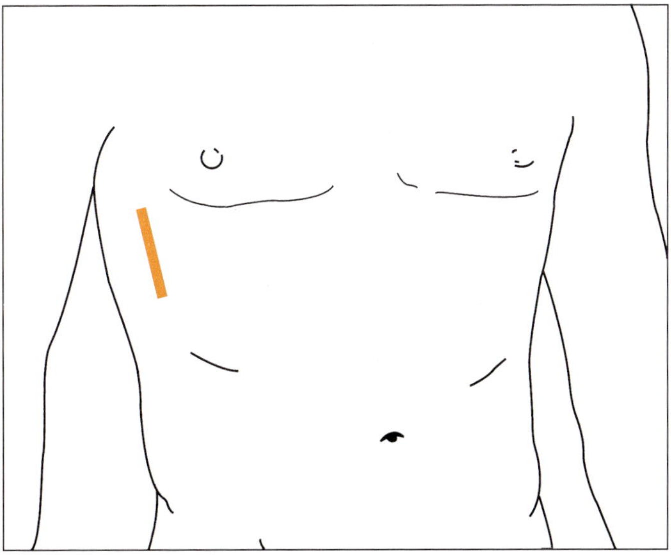

FIG. 18 ST, espaço costal sobre a face lateral do tórax

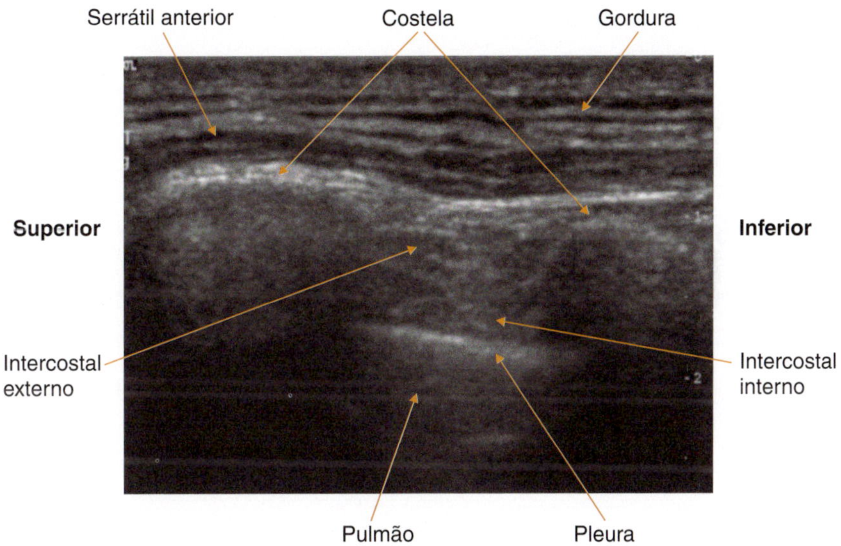

FIG. 19 ST da parede torácica – intercostais

Parede torácica posterior

(Figuras 20–22)

O músculo trapézio cobre a área póstero-medial do tórax superior:

- Origem: do crânio à vértebra T12 na linha mediana.
- Inserção: clavícula, acrômio e espinha da escápula.

Profundamente ao trapézio situam-se os músculos que se estendem da coluna vertebral à área medial da escápula – levantador da escápula, superiormente, e os rombóides, inferiormente. Inferiormente, o trapézio cobre a área superior do latíssimo do dorso. Os músculos eretores da espinha são profundos aos rombóides.

- Levantador da escápula
  - Origem: tubérculos posteriores dos processos transversos das 4 vértebras cervicais superiores.
  - Inserção: ângulo superior, borda medial da escápula.
- Rombóides
  - Origem: parte inferior do ligamento da nuca e espinhas das vértebras cervicais e 4 torácicas superiores.
  - Inserção: borda medial da escápula, maior inferiormente e menor entre o levantador da escápula e o maior.
- Latíssimo do dorso
  - Origem: espinhas das 6 vértebras torácicas inferiores, fáscia lombar, 4 costelas inferiores e crista ilíaca posterior.
  - Inserção: soalho do sulco bicipital do úmero.

Anotações

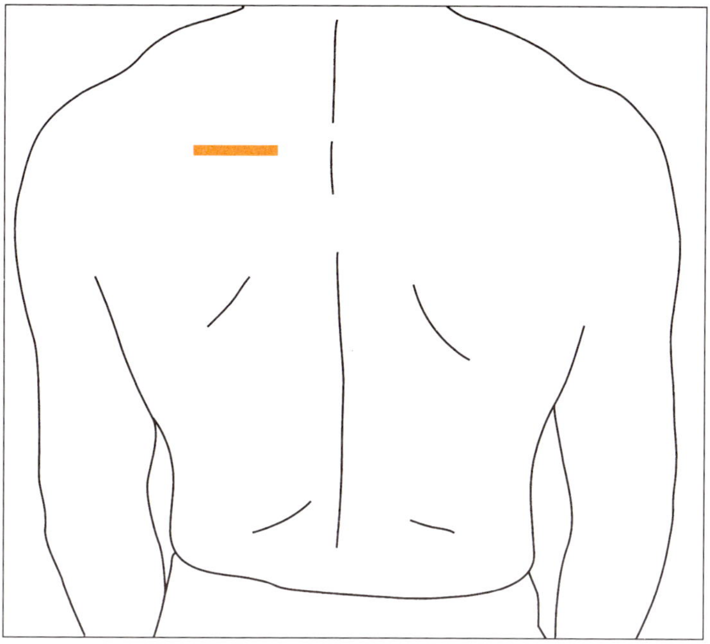

FIG. 20 ST da parede torácica posterior, *probe* na borda medial da escápula

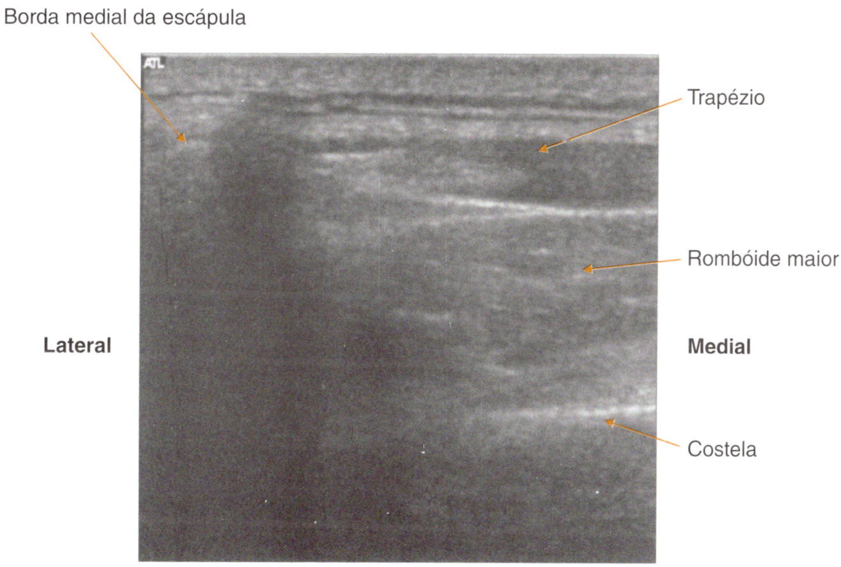

FIG. 21 ST, parede torácica posterior

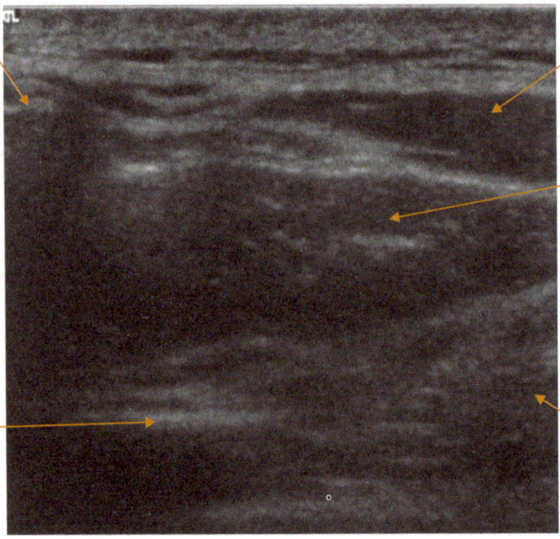

FIG. 22 ST, parede torácica ínfero-posterior

Axila

(Figuras 23–27)

Este espaço piramidal contém importantes estruturas neurovasculares (vasos axilares e os cordões do plexo braquial) e linfonodos. Ele se comunica através do seu ápice com o triângulo posterior do pescoço.

- *Parede anterior:* prega axilar anterior contendo peitoral maior, peitoral menor, subclávio.
- *Parede posterior:* subescapular, latíssimo do dorso e redondo maior de cima para baixo.
- *Parede medial:* serrátil anterior e parede torácica subjacente.
- *Parede lateral:* sulco bicipital do úmero.

A clavícula, a escápula e a face externa da primeira costela formam o ápice.

Subescapular

- Origem: 2/3 mediais da superfície costal da escápula.
- Inserção: tuberosidade menor do úmero.

Anotações

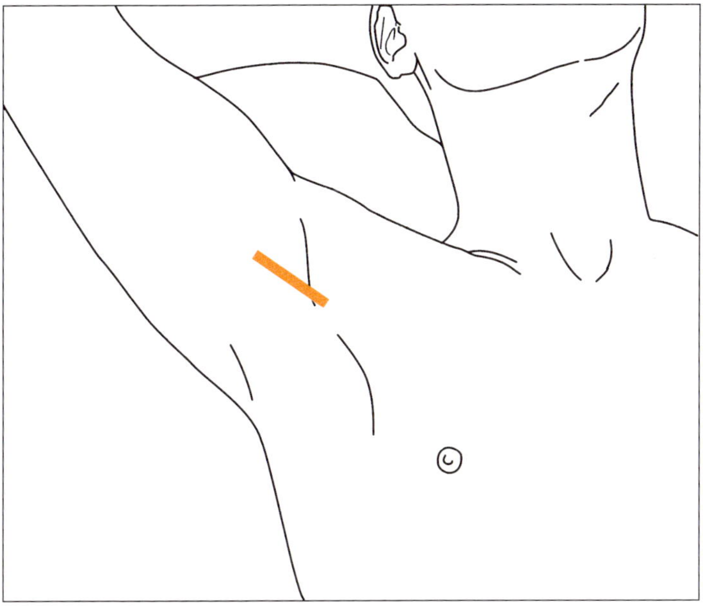

FIG. 23 SL da axila, braço rotado externamente e abduzido

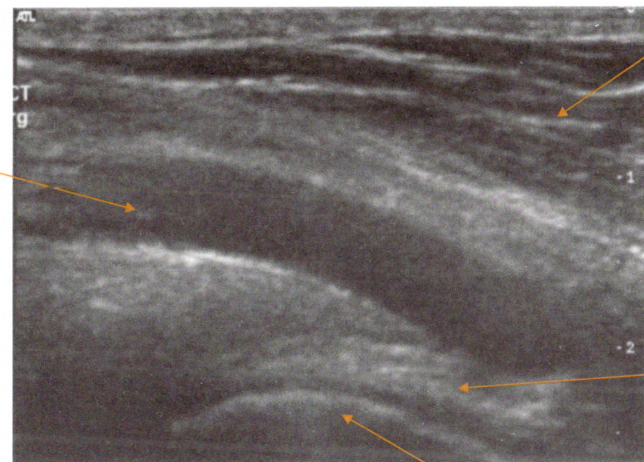

FIG. 24 SL da axila

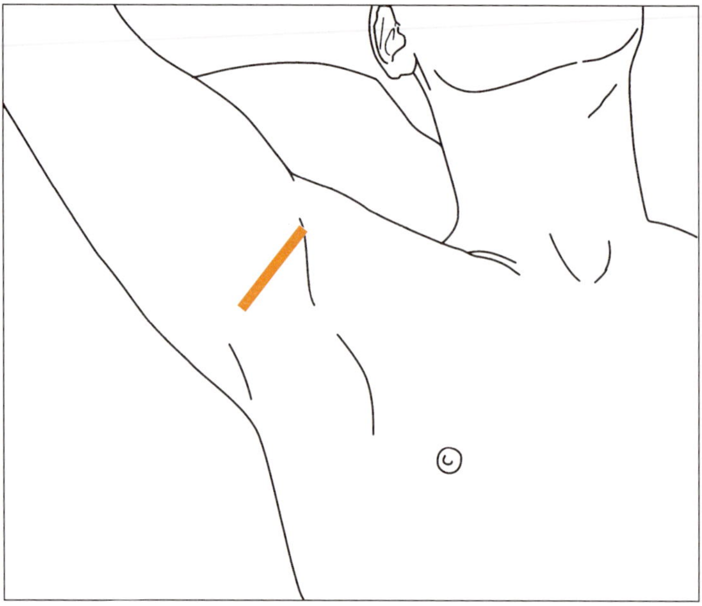

FIG. 25 ST da axila, braço rotado externamente e abduzido

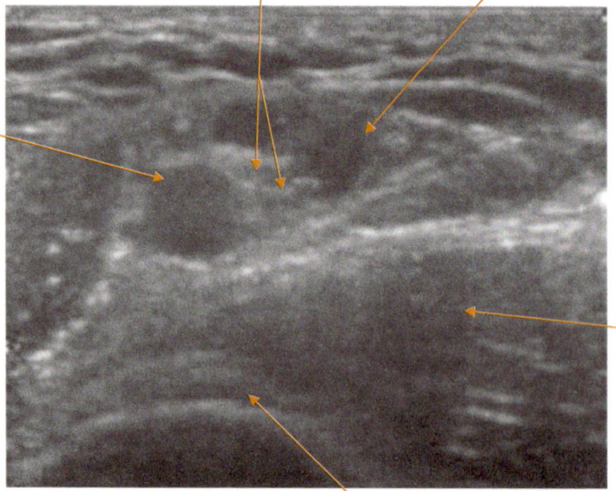

FIG. 26 ST da axila

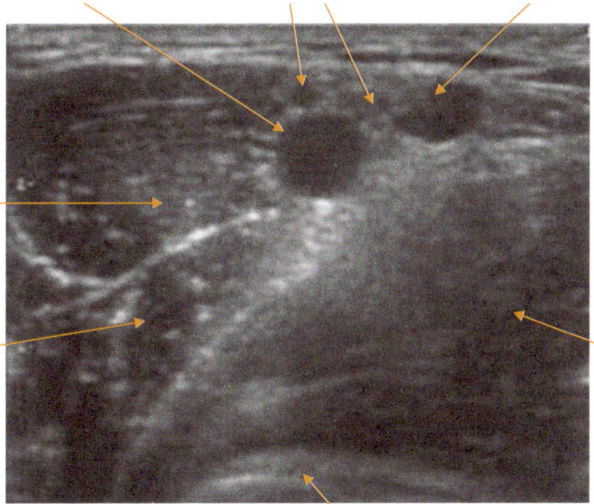

FIG. 27 ST da axila

Membro superior

Ombro

Articulação acromioclavicular

(Figuras 28–30)

Articulação sinovial atípica (superfícies articulares revestidas com fibrocartilagem) contendo um disco articular incompleto. Cápsula circundante espessada superiormente para formar ligamento acromioclavicular.

Anotações

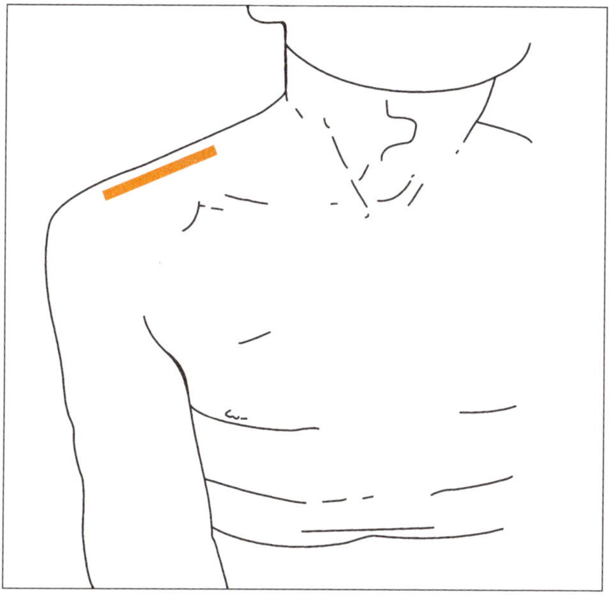

FIG. 28 *Probe* coronal adjacente à área superior da articulação. Braço aduzido

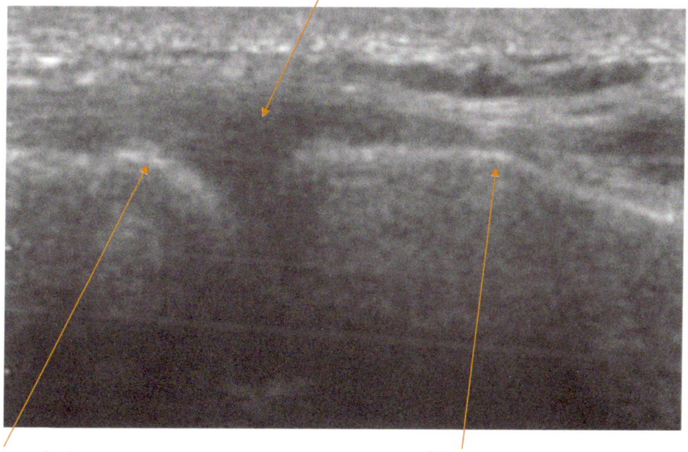

FIG. 29 SL, articulação acromioclavicular

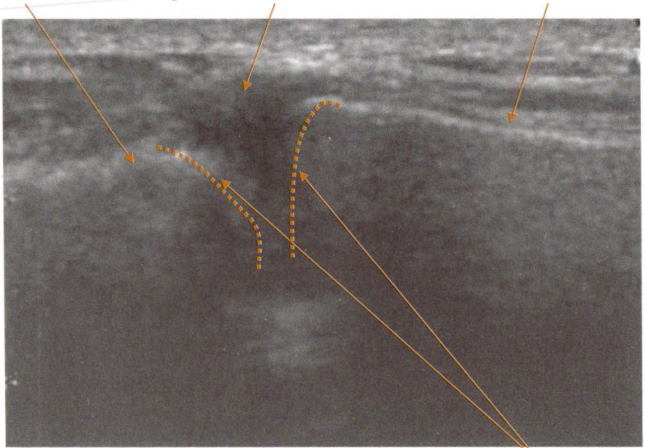

FIG. 30 SL, articulação acromioclavicular

Cabeça longa do bíceps

(Figuras 31–35)

Ela se origina do tubérculo supraglenoidal e lábio glenoidal adjacente (complexo bicipitolabial) e atravessa a articulação glenoumeral circundada por sinovial para entrar no sulco bicipital. Ela raramente é visível dentro da articulação, mas é vista confiavelmente adjacente ao úmero proximal, onde é contido dentro do seu sulco pelo ligamento transverso.

Anotações

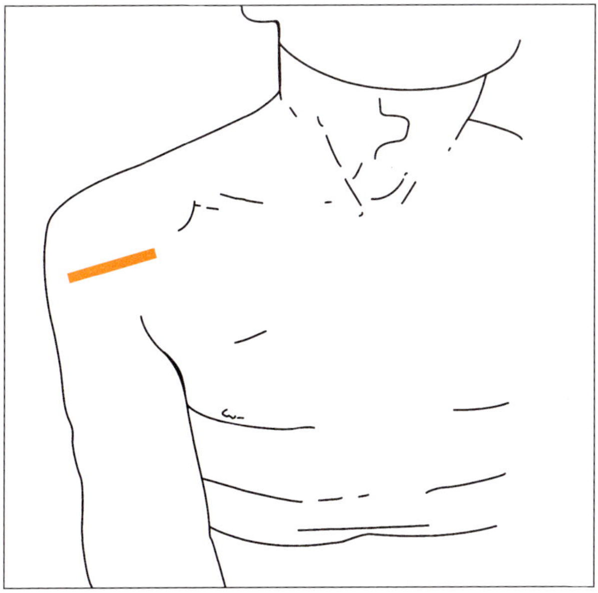

FIG. 31 ST, *probe* transversal à área superior do sulco bicipital. Braço aduzido, mão supinada. Exame do manguito rotador é tipicamente realizado por trás do paciente

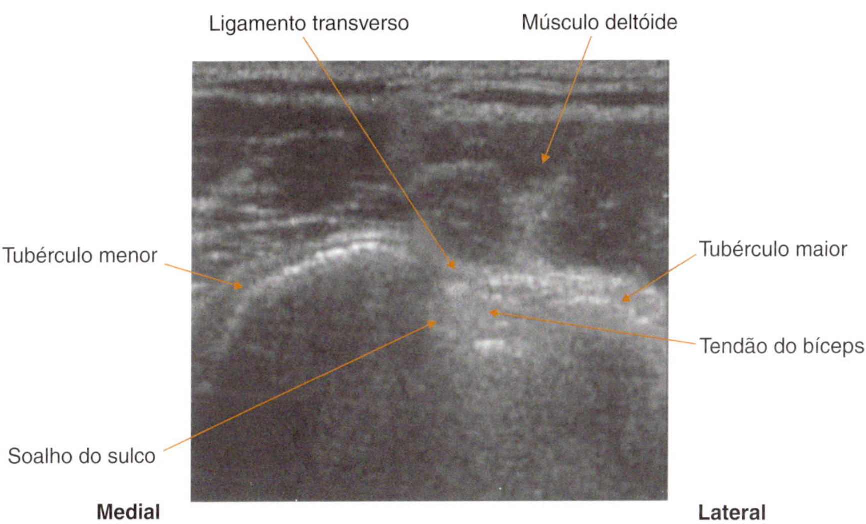

FIG. 32 ST, cabeça longa do tendão do bíceps

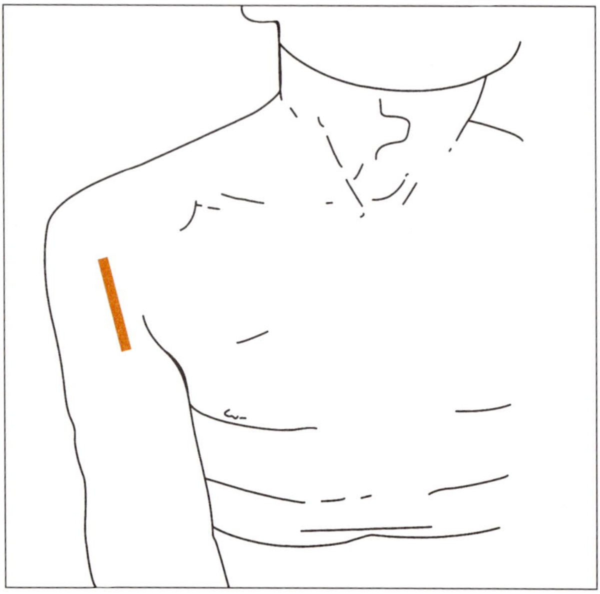

FIG. 33 SL, *probe* longitudinal ao tendão da cabeça longa do bíceps. Braço aduzido, mão supinada. Exame dinâmico quanto à subluxação do tendão usando rotação interna e externa da articulação glenoumeral

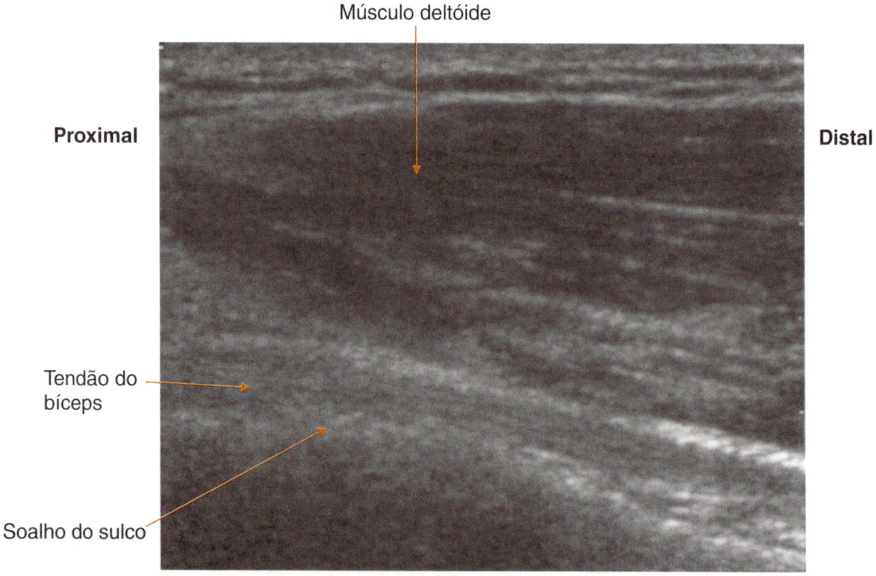

FIG. 34 SL, tendão da cabeça longa do bíceps

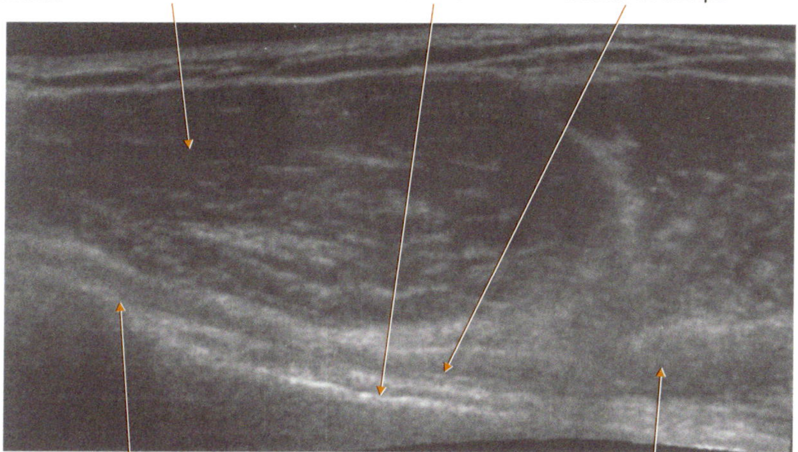

FIG. 35 SL panorama, cabeça longa do bíceps

Subescapular

(Figuras 36–38)

É um músculo multipenado, originado da superfície costal da escápula, cujo tendão se insere no tubérculo menor do úmero. Ele é separado da articulação do ombro pela sua bolsa, que geralmente se comunica com a cavidade articular. Forma parte da parede posterior da axila.

Anotações

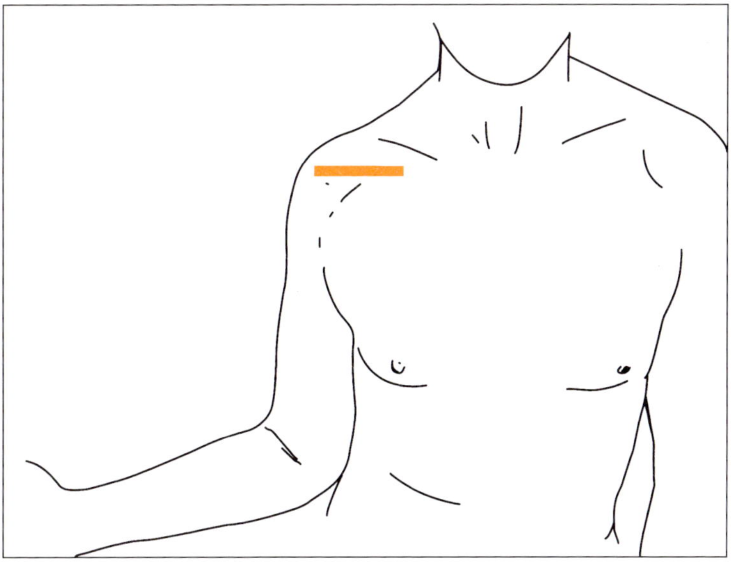

FIG. 36 SL, *probe* longitudinal ao músculo subescapular (transversal ao ombro anterior). Braço rotado externamente com cotovelo mantido encostado na parede torácica. Exame dinâmico usando rotação interna e externa da articulação glenoumeral

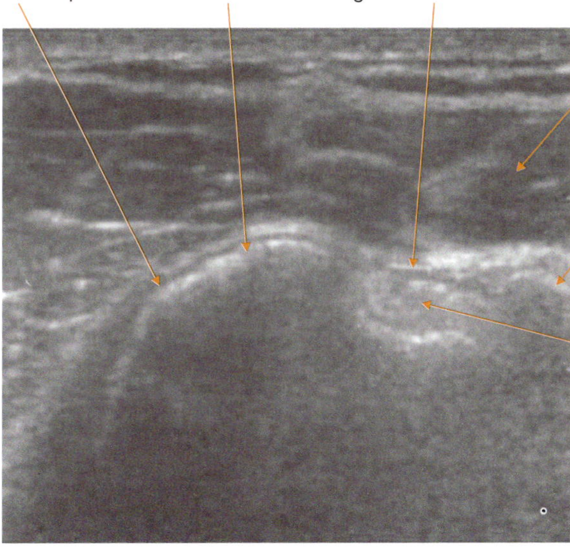

FIG. 37 ST, tendão subescapular

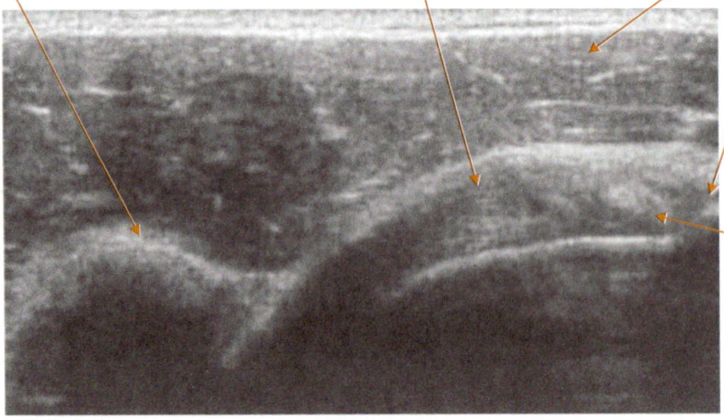

FIG. 38 ST, tendão subescapular

Supra-espinal

(Figuras 39–45)

Origina-se da fossa supra-espinal da escápula e espinha escapular. O tendão passa sobre a face superior da articulação do ombro para inserir-se na faceta mais superior do tubérculo maior do úmero. O tendão normal mostra uma superfície superior convexa lisa.

Anotações

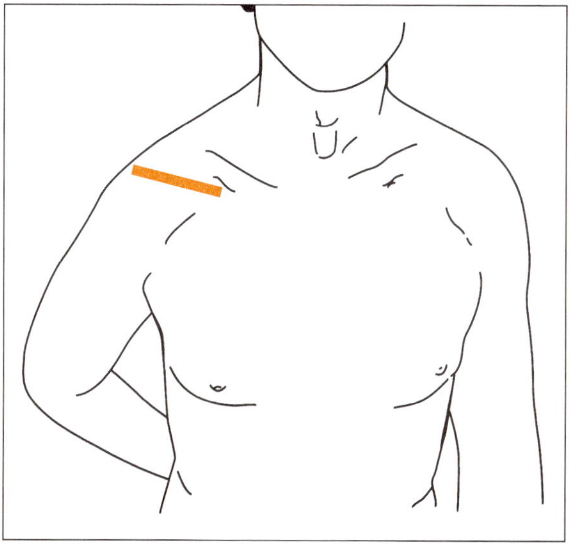

FIG. 39 ST, *probe* transversal ao tendão supra-espinal, com o ombro estendido e rotado internamente. Extensão do ombro com rotação interna é necessária para visualização clara (dorso da mão na parte inferior das costas, ou posição de "mão no bolso de trás", cotovelo apontando posteriormente)

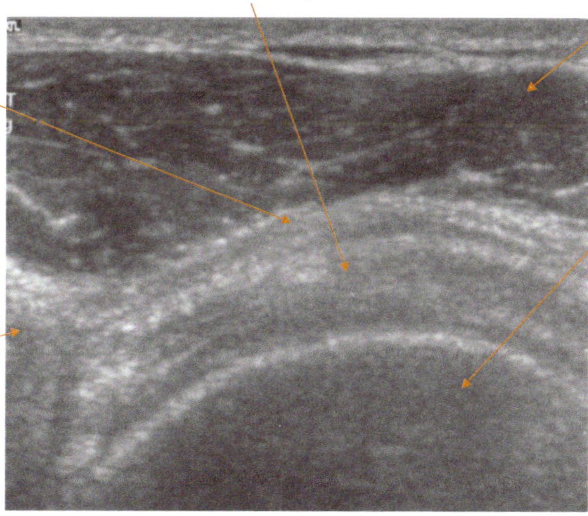

FIG. 40 ST, supra-espinal

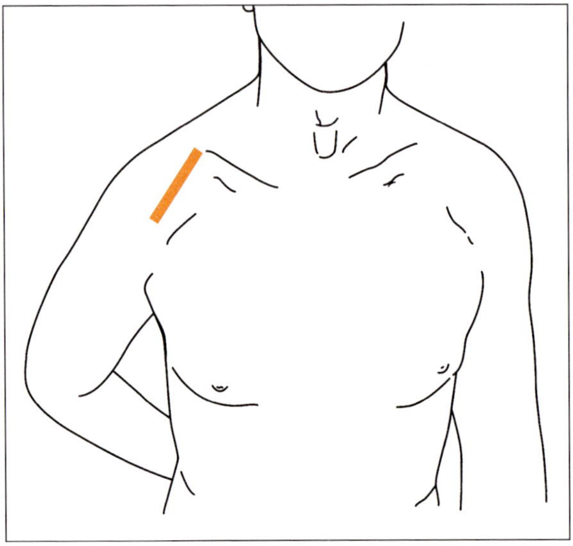

FIG. 41 SL, *probe* longitudinal ao tendão supra-espinal, com o ombro estendido e rotado internamente

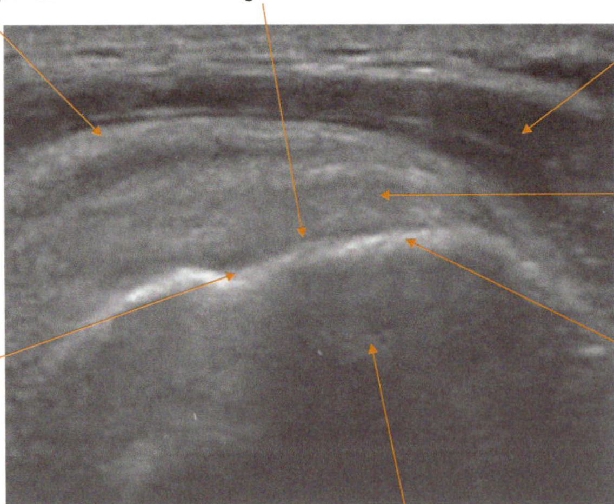

FIG. 42 SL, supra-espinal

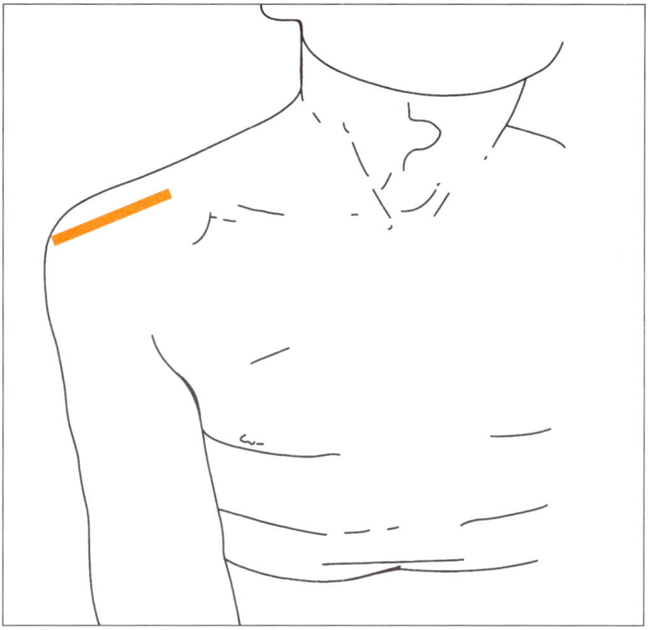

FIG. 43 Avaliação dinâmica do supra-espinal pode ser útil na avaliação adicional de colisão e lacerações do manguito. SL, *probe* sobre o supra-espinal enquanto abduzindo e aduzindo o braço. Isto pode ser efetuado pela frente ou por trás

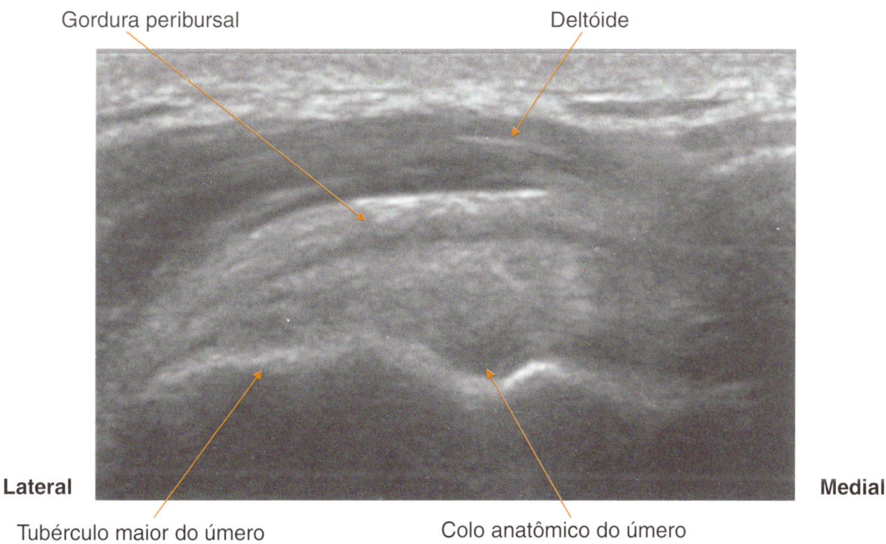

FIG. 44 SL, tendão supra-espinal em adução

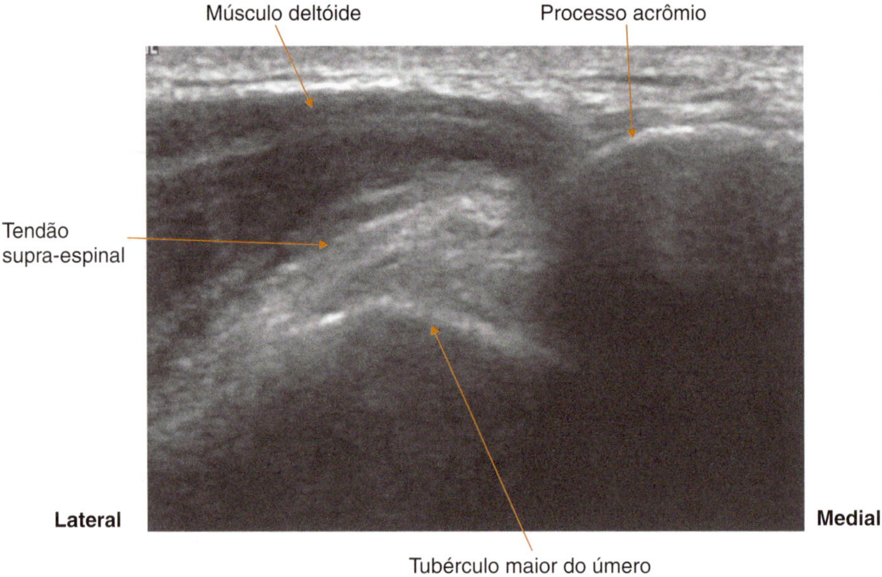

FIG. 45 SL, tendão supra-espinal em abdução

Infra-espinal

(Figuras 46 e 47)

Origina-se da fossa infra-espinal na face posterior da escápula, inserindo-se na faceta média do tubérculo maior do úmero. As fibras musculares estendem-se lateralmente por uma distância maior, o que ocasionalmente permite a distinção dos tendões supra-espinhoso e redondo menor adjacentes, que formam um tendão manguito contínuo.

Anotações

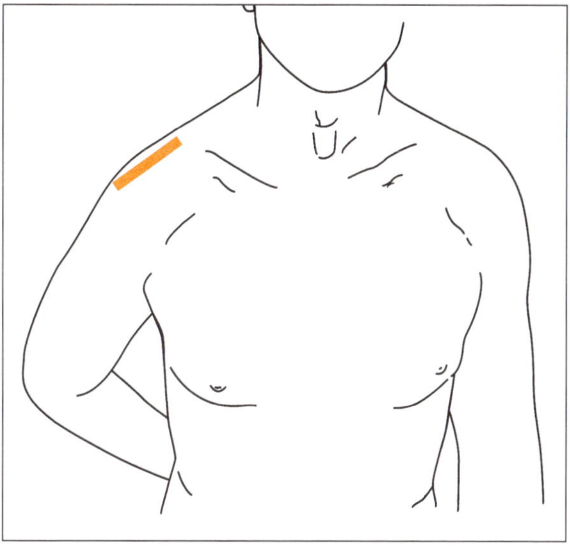

FIG. 46 SL, *probe* longitudinal ao tendão infra-espinal com ombro estendido e rotado internamente

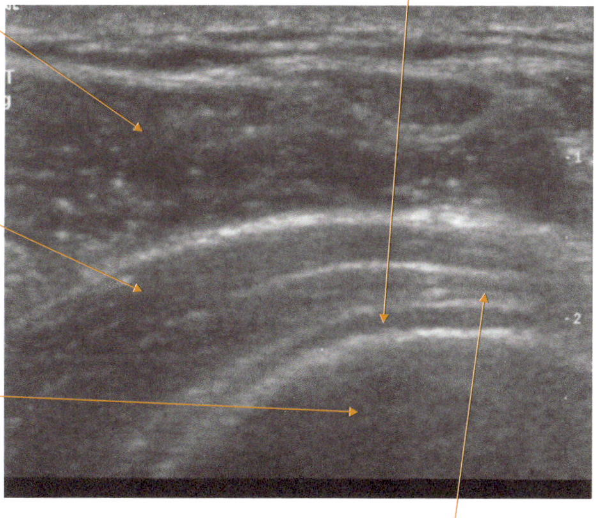

FIG. 47 SL, infra-espinal

Articulação posterior

(Figuras 48–51)

Visualiza infra-espinal e redondo menor.

Redondo menor

- Origem: 2/3 superiores da borda lateral da escápula.
- Inserção: face inferior do tubérculo maior do úmero.

Anotações

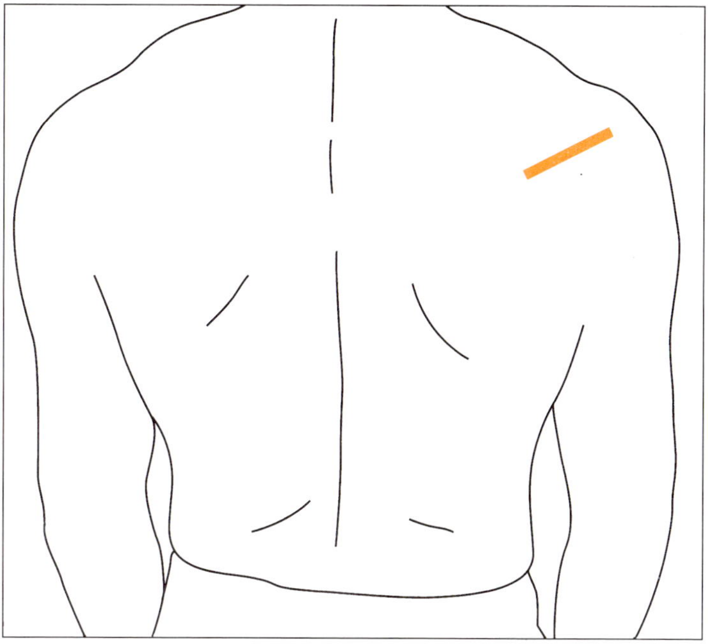

FIG. 48 SL, *probe* oblíquo longitudinal ao infra-espinal. Braço aduzido

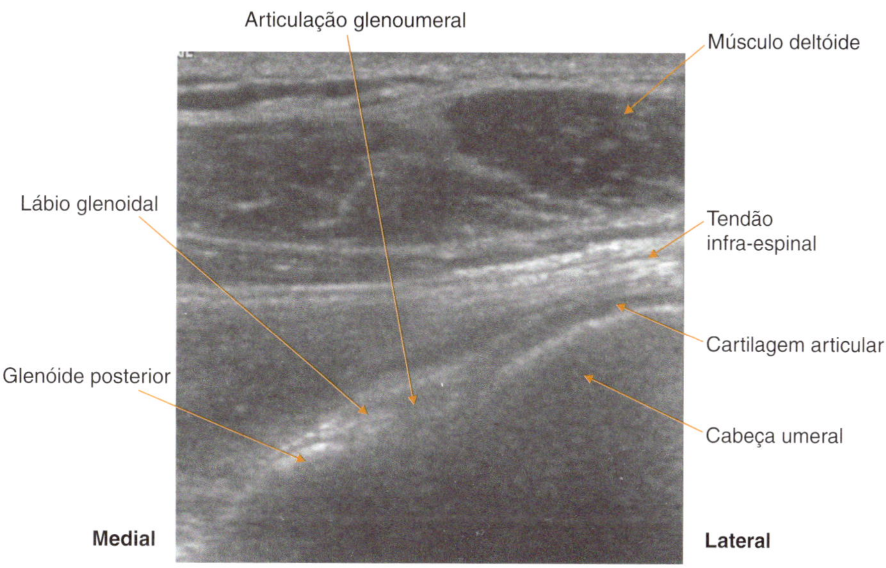

FIG. 49 Ombro posterior

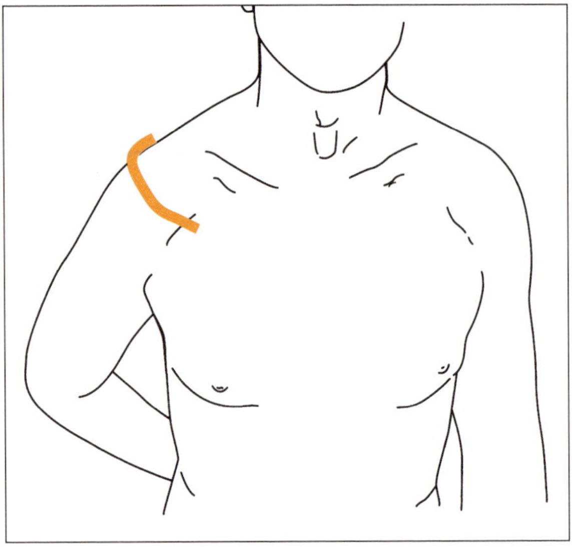

FIG. 50 ST panorama do manguito rotador

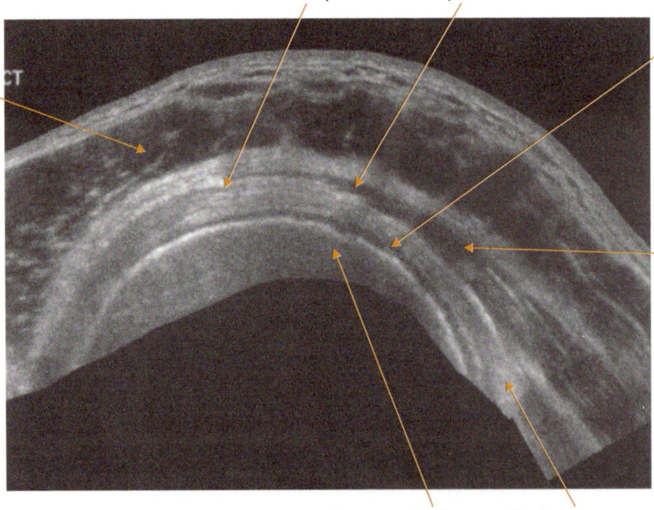

FIG. 51 ST panorama, manguito rotador

Braço

Braço anterior

(Figuras 52–55)

No ponto médio do braço, o bíceps é o grupo muscular mais superficial, com o braquial separando-o do úmero. O nervo mediano e o feixe neurovascular braquial jazem em um sulco entre o bíceps e o tríceps medialmente; o nervo ulnar/artéria colateral ulnar situam-se adjacentes ao nervo mediano posterior ao septo medial, e o feixe neurovascular radial, tendo passado posteriormente ao úmero no sulco espiral, perfura o septo lateral para entrar no compartimento anterior, afinal situando-se profundamente ao braquiorradial.

- Braquial
  - Origem: metade distal do úmero anterior e septo intermuscular medial.
  - Inserção: superfície anterior do processo coronóide da ulna.
- Bíceps
  - Origem: cabeça curta da extremidade do processo coracóide, cabeça longa do tubérculo supraglenoidal.
  - Inserção: parte posterior da tuberosidade radial e aponeurose bicipital.
- Coracobraquial
  - Origem: extremidade do processo coracóide.
  - Inserção: úmero medial médio.

Anotações

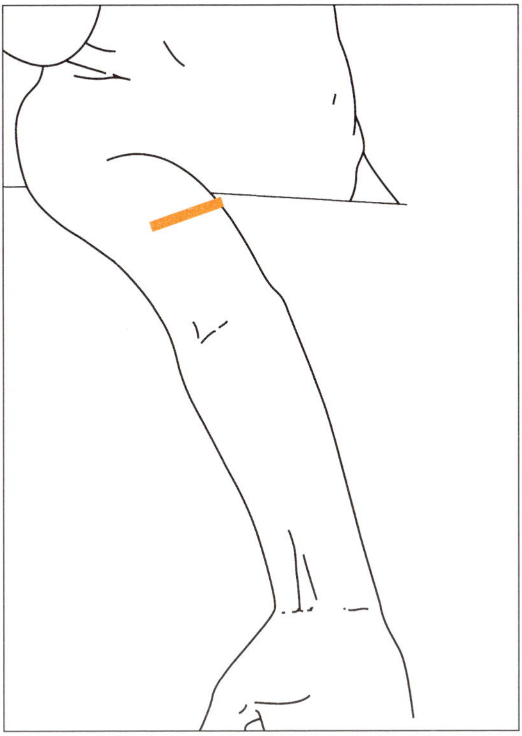

FIG. 52 ST, *probe* transversal à face anterior do braço

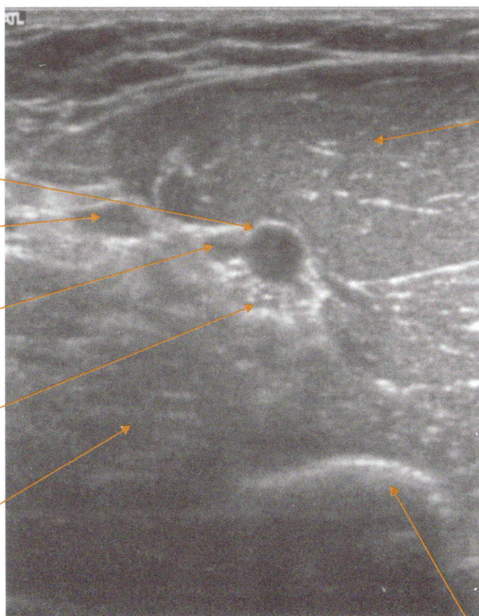

FIG. 53 ST, feixe neurovascular braquial

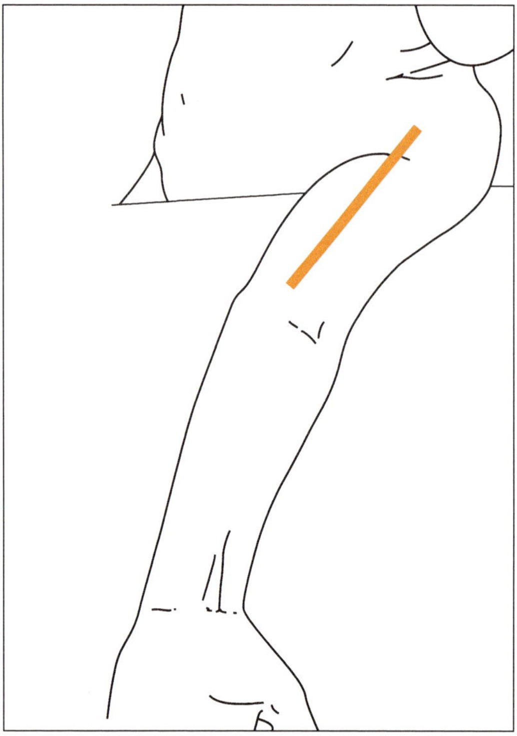

FIG. 54 SL panorama, *probe* longitudinal ao braço anterior

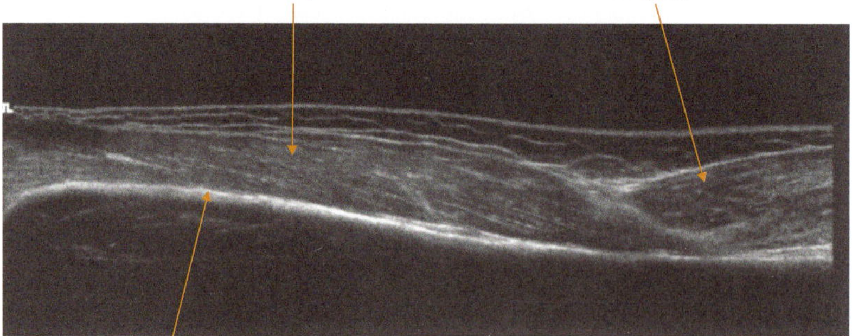

FIG. 55 SL panorama, bíceps

Braço posterior

(Figuras 56 e 57)

- Tríceps
  - Origem: cabeça longa do tubérculo infraglenoidal, cabeça lateral da borda superior do sulco radial do úmero, cabeça medial da superfície posterior do úmero e septo intermuscular.
  - Inserção: processo olécrano da ulna.

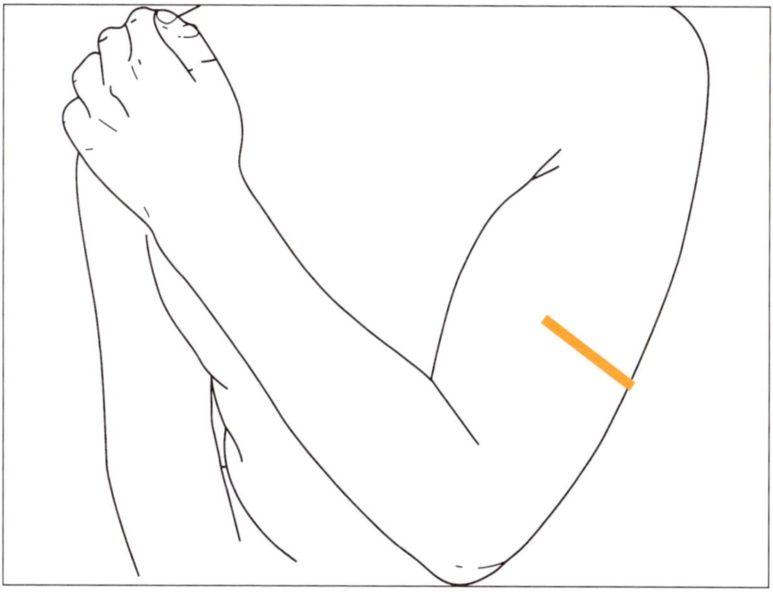

FIG. 56 ST, *probe* transversal à face posterior do braço, braço aduzido e cotovelo flexionado (segurando o ombro oposto)

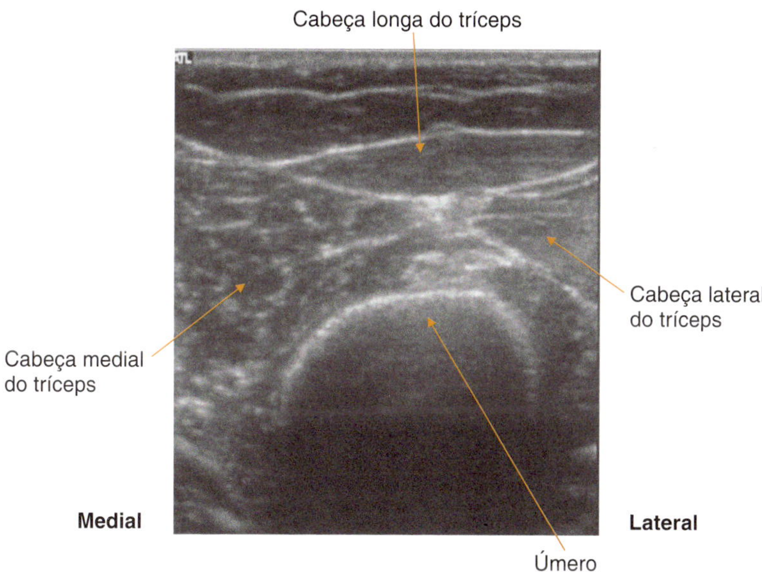

FIG. 57 ST, área posterior do braço

Cotovelo

Cotovelo lateral

(Figuras 58 e 59)

As estruturas anatômicas importantes nesta região do cotovelo incluem a origem comum dos extensores (OCE). Isto compreende os tendões fundidos do extensor radial curto do carpo, extensor dos dedos, extensor do dedo mínimo e extensor ulnar do carpo, que se fixam anteriormente, no epicôndilo lateral do úmero.

O grupo superficial de músculos posteriores e laterais do antebraço são o braquiorradial e o extensor radial longo do carpo. Eles se originam proximais à OCE da crista supracondilar lateral do úmero.

- Braquiorradial
  - Origem: crista supracondilar lateral do úmero.
  - Inserção: face lateral do rádio distal.
- Extensor radial longo do carpo
  - Origem: crista supracondilar lateral do úmero.
  - Inserção: superfície dorsal da base do metacarpal do indicador.

Anotações

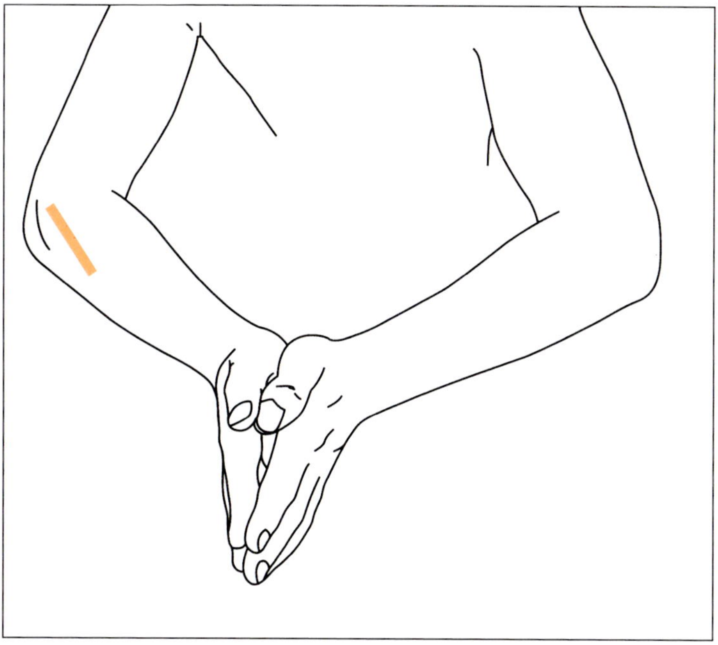

FIG. 58 SL, *probe* longitudinal à área radial do cotovelo, paciente na posição de "oração"

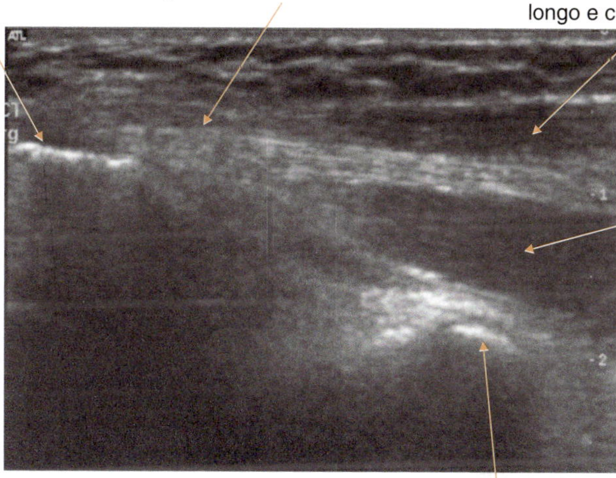

FIG. 59 SL, origem comum dos extensores

Articulação radiocapitular e ligamento anular

(Figuras 60–63)

Ligamento anular

Circunda a cabeça do rádio, fixado nas bordas anterior e posterior da incisura radial da ulna.

Anotações

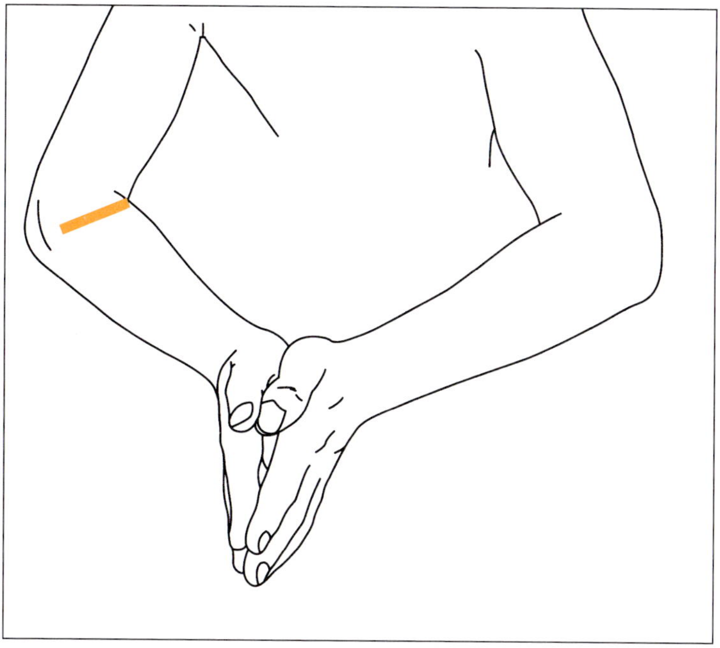

FIG. 60 ST, *probe* transversal à articulação radiocapitular, paciente na posição de "oração"

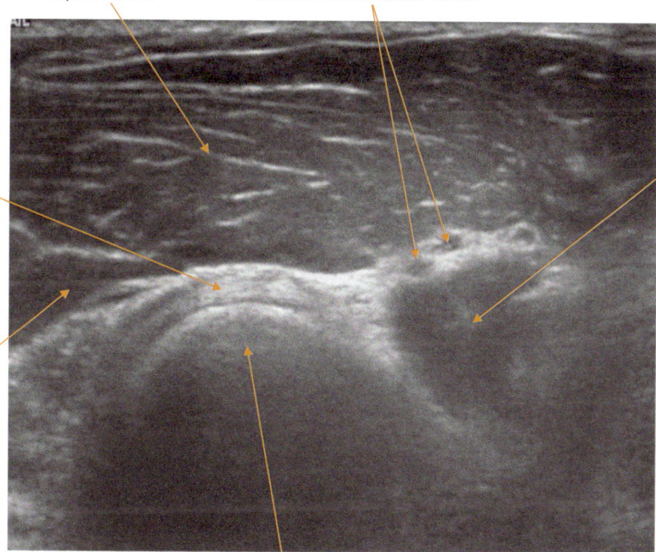

FIG. 61 ST, cotovelo lateral

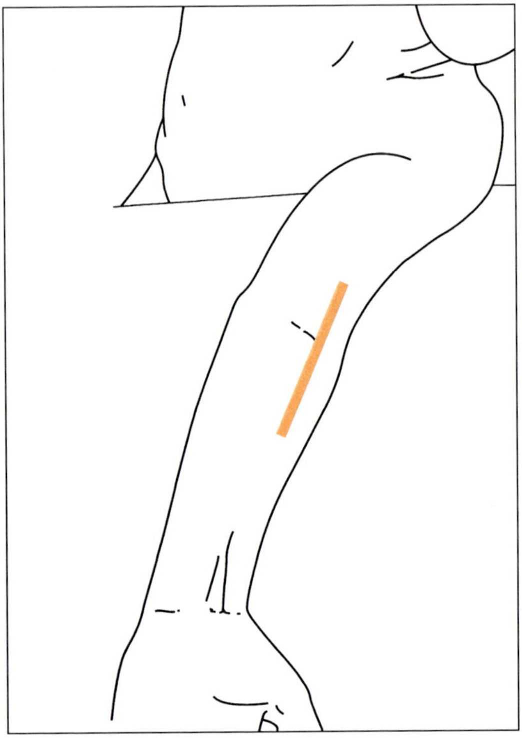

FIG. 62 SL panorama, *probe* longitudinal ao cotovelo ântero-lateral

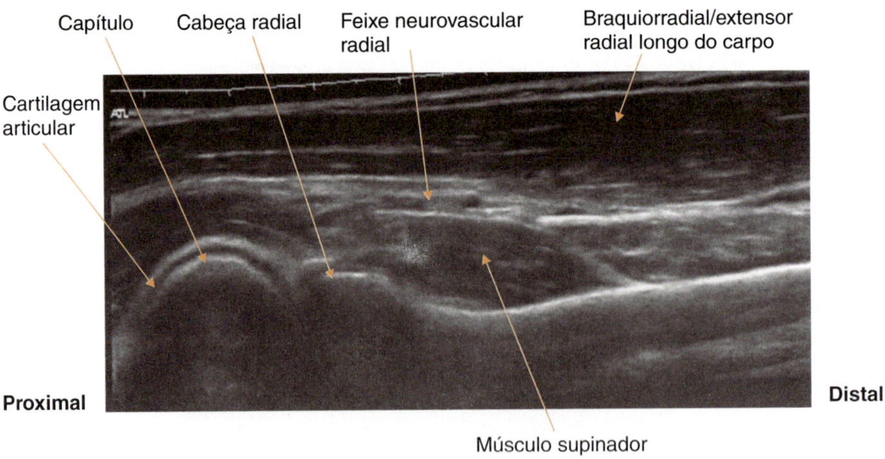

FIG. 63 SL panorama, cotovelo ântero-lateral

Cotovelo anterior

(Figuras 64 e 65)

Visualiza a face anterior da articulação do cotovelo, estruturas neurovasculares e tendão bíceps.

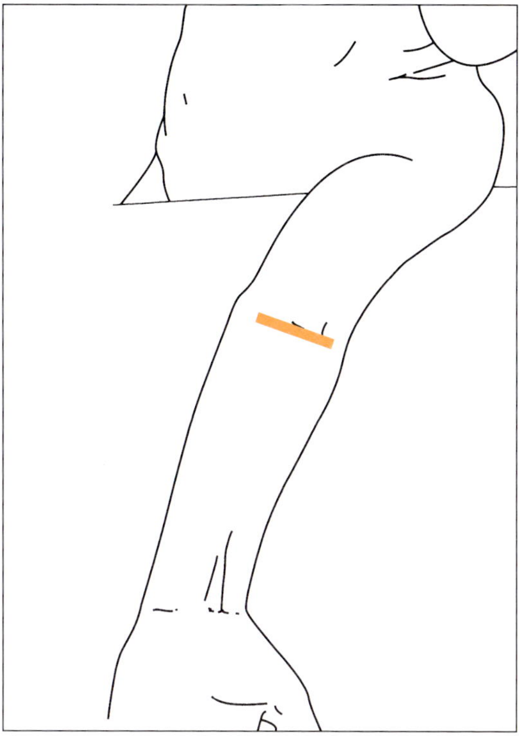

FIG. 64 ST, *probe* transversal ao cotovelo anterior, braço estendido

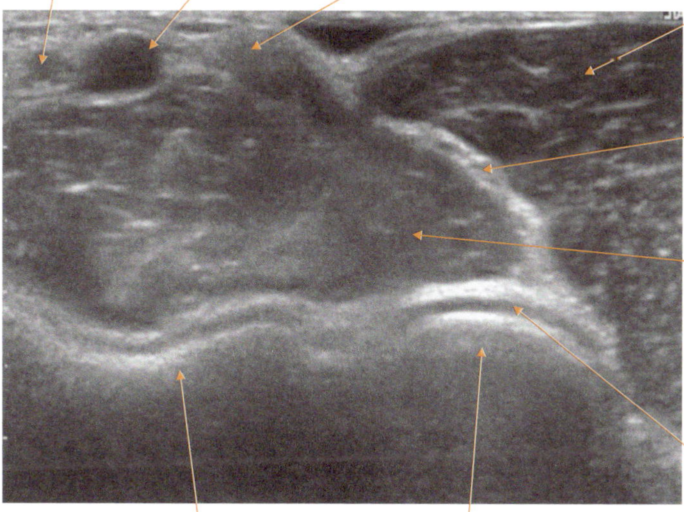

FIG. 65 ST, cotovelo anterior

Tendão bíceps

(Figuras 66–70)

Ele se insere na tuberosidade do rádio e uma bolsa separa osso e tendão imediatamente proximal à inserção. Inserções adicionais são por meio da aponeurose bicipital na fáscia profunda, na face ulnar do antebraço e na borda subcutânea posterior da ulna.

Pode ser difícil demonstrar o tendão devido à anisotropia quando ele viaja mais profundamente para sua inserção.

Anotações

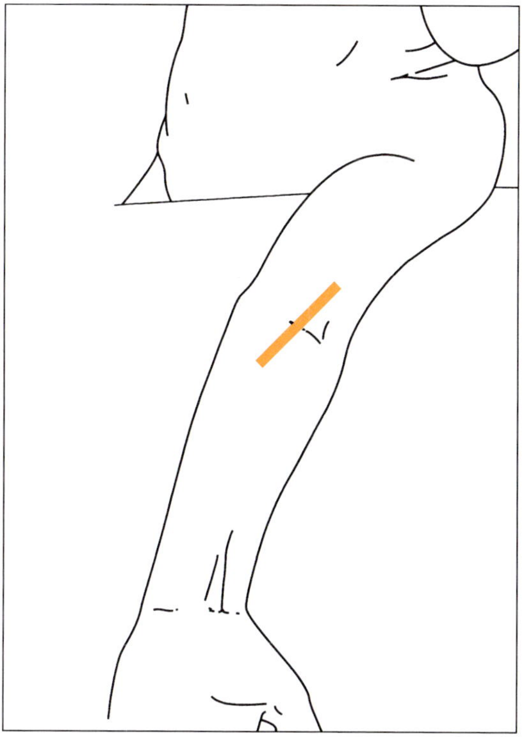

FIG. 66 SL, *probe* longitudinal ao tendão bíceps distal, ligeiramente oblíquo ao eixo longo do membro superior

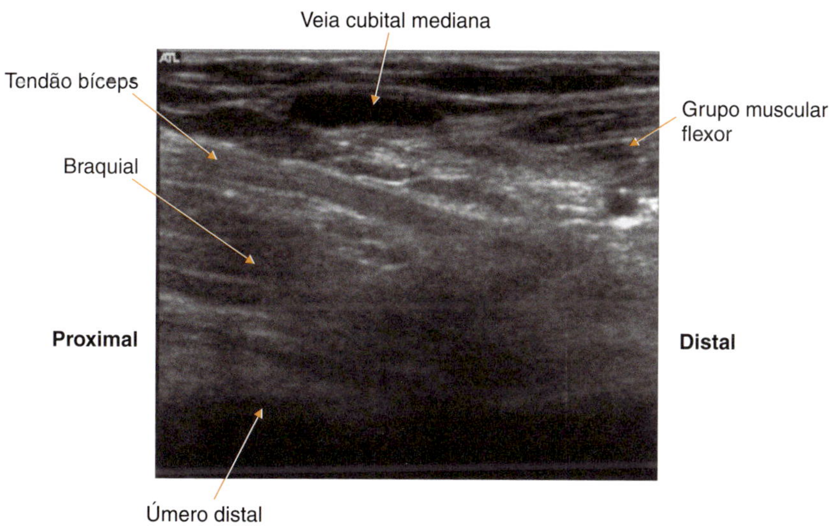

FIG. 67 SL, cotovelo anterior

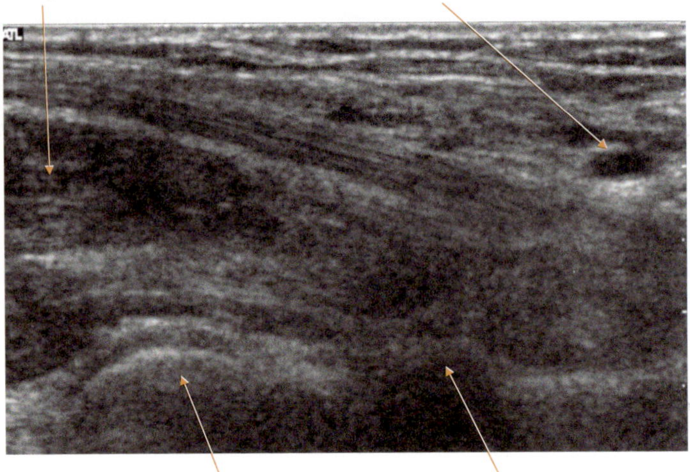

FIG. 68 SL, tendão bíceps

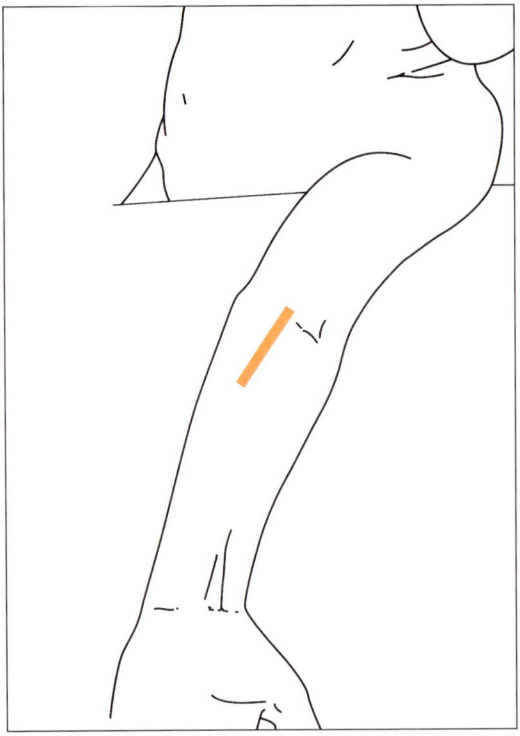

FIG. 69 SL, *probe* longitudinal na face ântero-medial do cotovelo

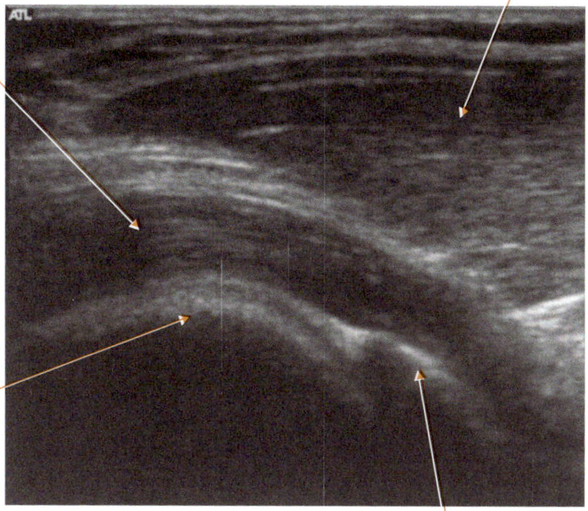

FIG. 70 SL, cotovelo ântero-medial

Cotovelo medial

(Figuras 71 e 72)

As estruturas patológica e anatomicamente importantes aqui incluem a origem comum dos flexores (OCF), o ligamento colateral ulnar e a face medial da articulação do cotovelo.

A OCF está situada anteriormente no epicôndilo medial do úmero, e dá origem ao grupo muscular superficial do pronador redondo, flexor radial do carpo, flexor superficial dos dedos, palmar longo e flexor ulnar do carpo. Estes músculos formam a borda medial da fossa cubital.

Os músculos profundos do antebraço incluem o flexor longo do polegar, o flexor profundo dos dedos e o pronador quadrado.

Anotações

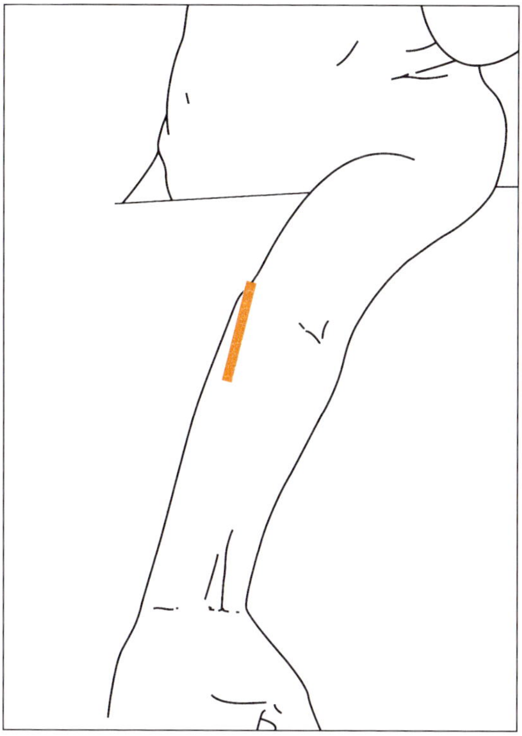

FIG. 71 SL, *probe* longitudinal ao cotovelo ântero-medial, o acesso que é melhorado se o paciente se inclinar para esse lado

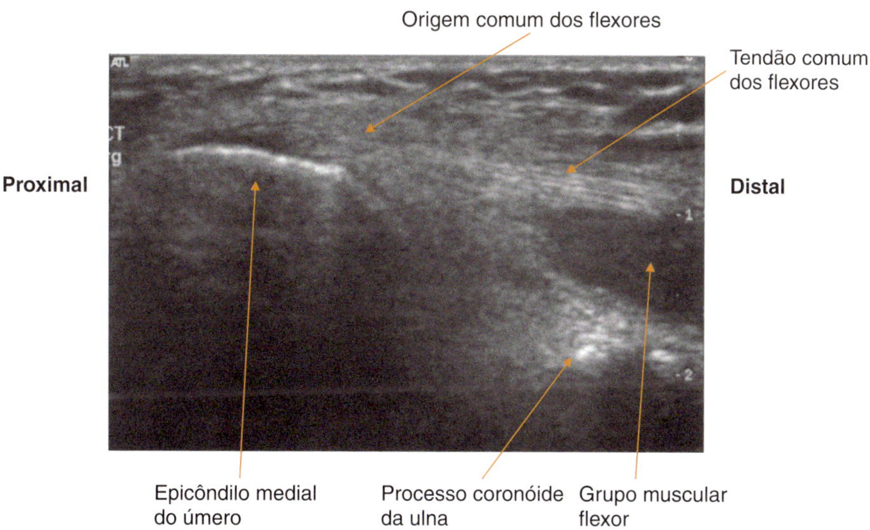

FIG. 72 SL, origem comum dos flexores

Ligamento colateral ulnar (LCU)

(Figuras 73–76)

Este ligamento triangular tem 3 partes:

- A mais forte é a banda anterior, que pode ser vista profundamente à OCF, correndo do epicôndilo medial do úmero para o processo coronóide da ulna (o tubérculo "sublime").
- A banda posterior corre posteriormente, do tubérculo sublime para o olécrano.
- A banda média abrange anterior e posteriormente.

Anotações

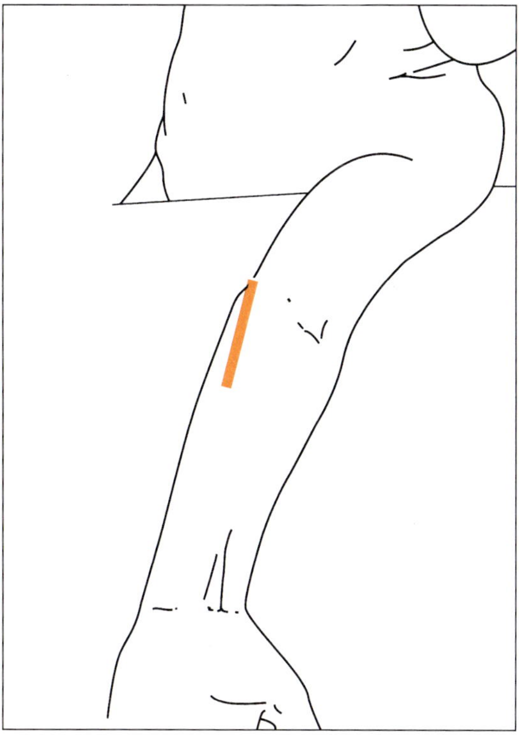

FIG. 73 SL, *probe* longitudinal ao cotovelo medial (posição semelhante à OCF)

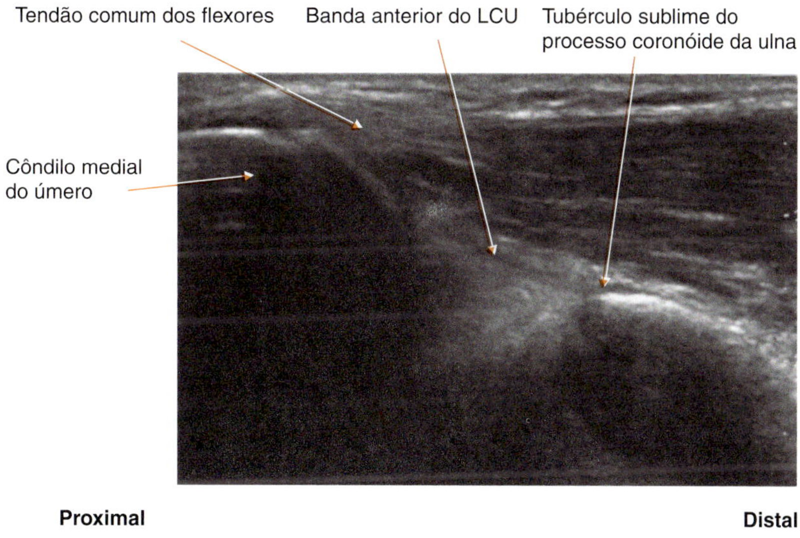

FIG. 74 SL, cotovelo medial mostrando o LCU

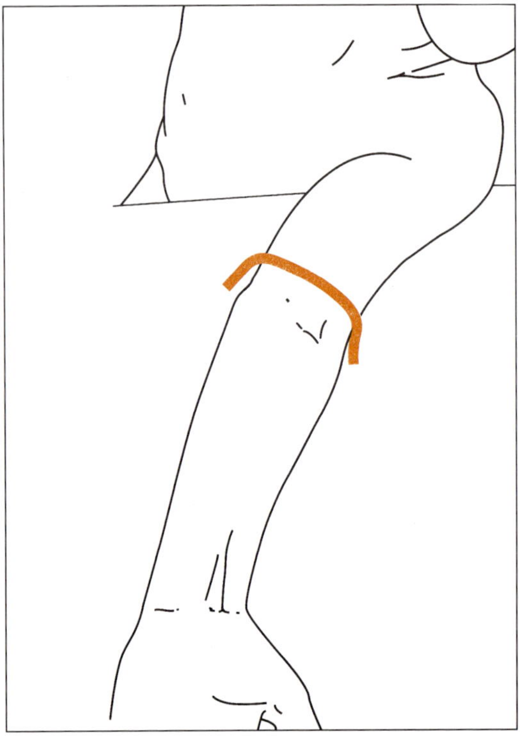

FIG. 75 ST panorama, cotovelo anterior

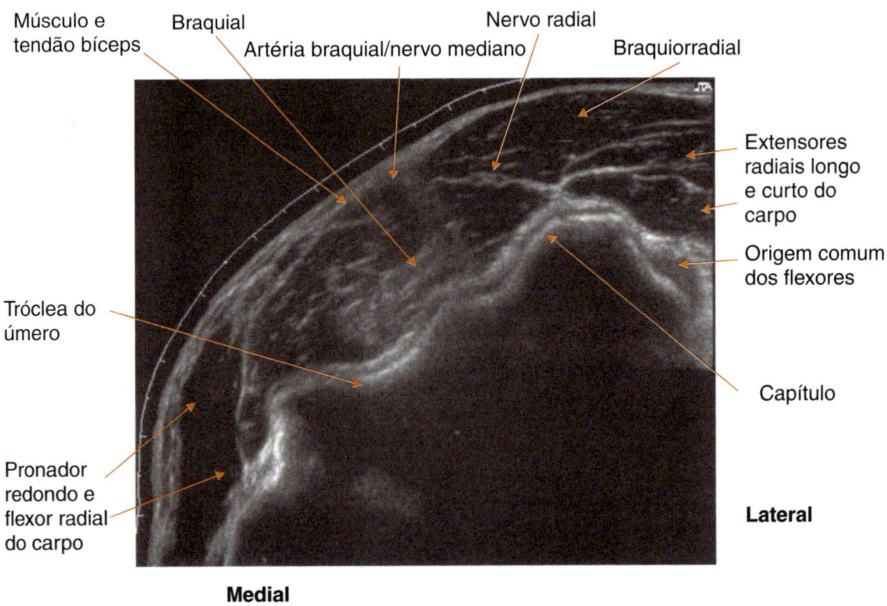

FIG. 76 ST panorama, cotovelo anterior

Cotovelo posterior

(Figuras 77–81)

O tendão tríceps se fixa no olécrano da ulna.

O nervo ulnar pode ser visto em um sulco posterior ao epicôndilo umeral medial.

O exame do cotovelo posterior é facilitado colocando-se a articulação em uma das duas posições:

- Paciente na posição de "caranguejo".
- Paciente segurando o ombro contralateral.

Anotações

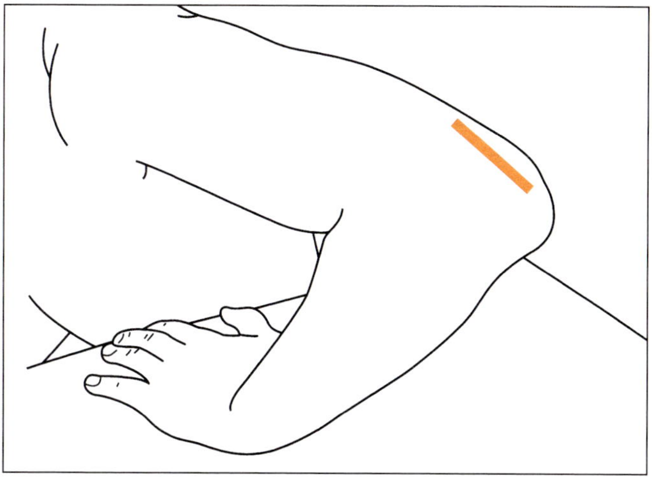

FIG. 77 SL, *probe* longitudinal ao cotovelo posterior, paciente na posição de "caranguejo"

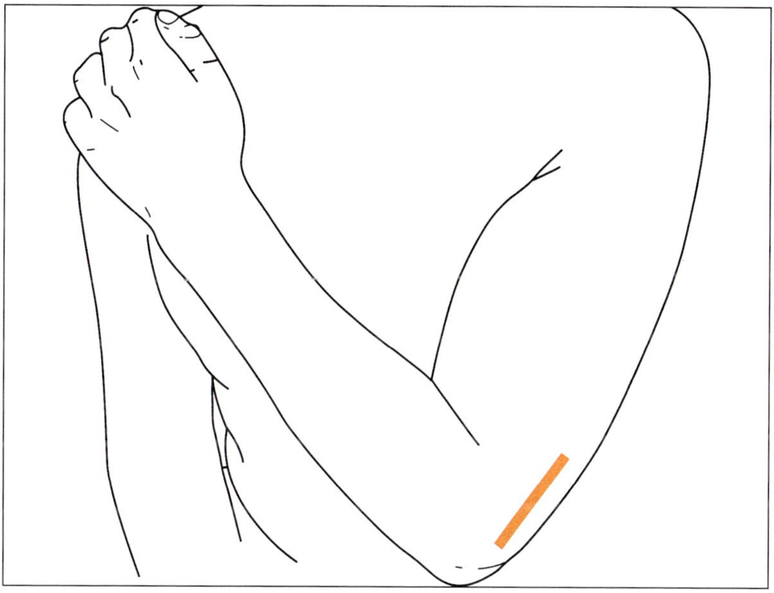

FIG. 78 SL, *probe* longitudinal ao cotovelo posterior, paciente segurando o ombro contralateral.

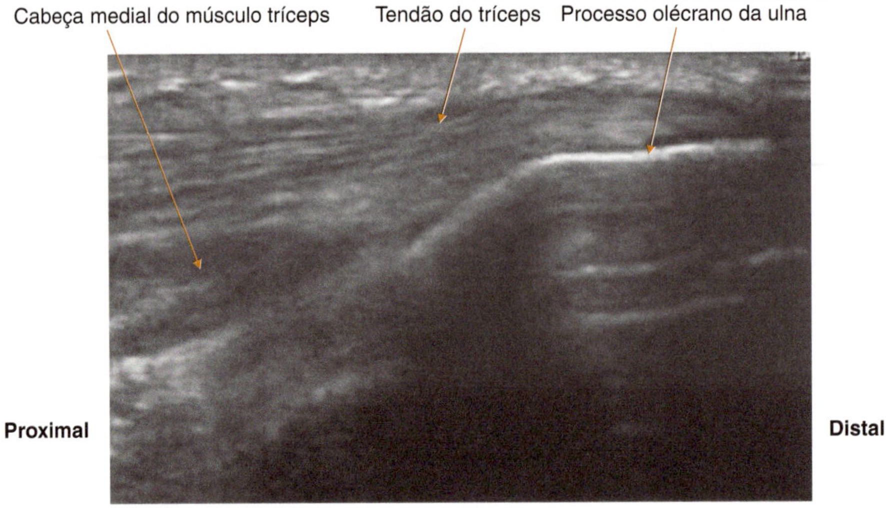

FIG. 79 SL, cotovelo posterior

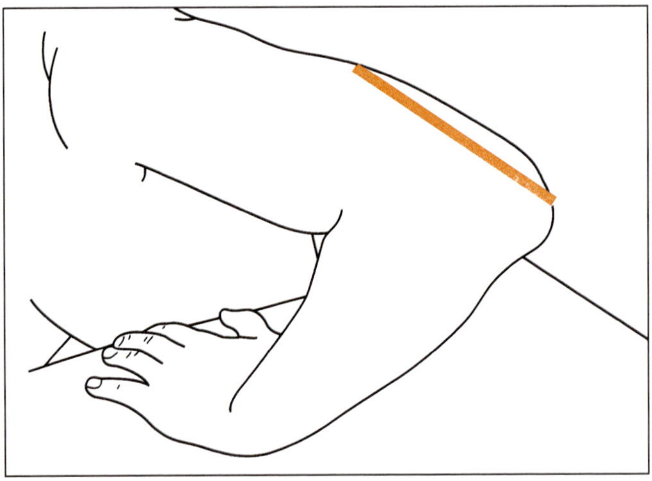

FIG. 80 SL panorama, cotovelo posterior

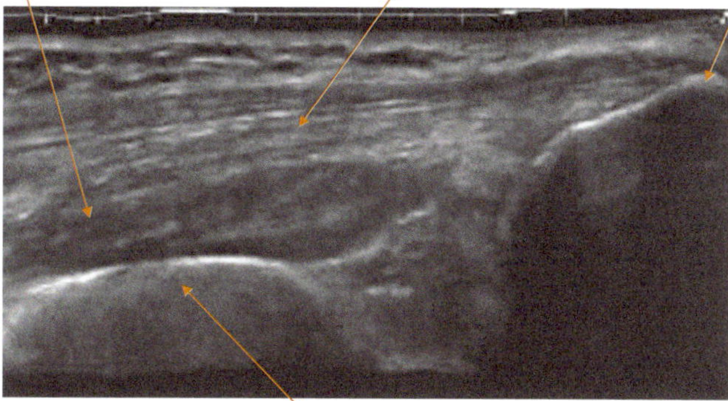

FIG. 81 SL panorama, tríceps

Nervo ulnar

(Figuras 82 e 83)

Anotações

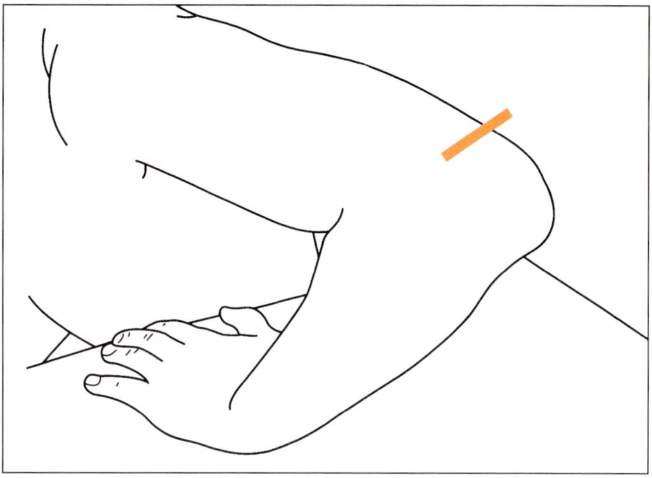

FIG. 82 ST, *probe* transversal ao cotovelo posterior

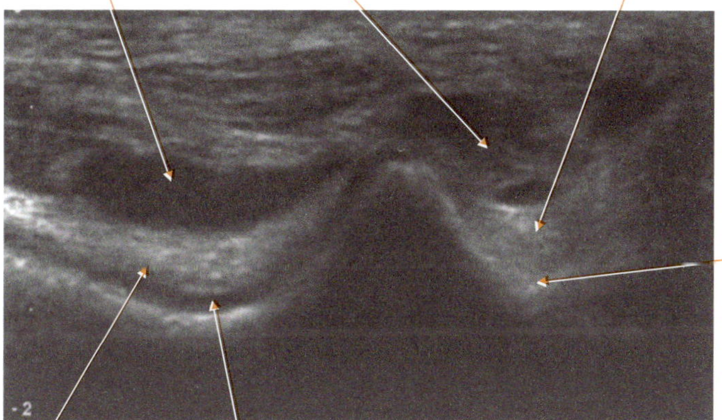

FIG. 83 ST, cotovelo posterior

Antebraço

Antebraço anterior

(Figuras 84–89)

Os músculos superficiais originam-se da OCF. Eles são, de lateral a medial: pronador redondo, flexor radial do carpo, palmar longo, flexor superficial dos dedos, flexor ulnar do carpo.

Os músculos profundos incluem o flexor longo do polegar, o flexor profundo dos dedos e o pronador quadrado.

O trajeto do nervo mediano pode ser acompanhado do cotovelo ao punho. Ele emerge da fossa cubital, onde é medial à artéria braquial. Passa entre as cabeças do pronador redondo e desce entre os flexores superficial e profundo. No punho, está situado profundo ao retináculo flexor entre o flexor radial do carpo e o flexor superficial dos dedos.

Anotações

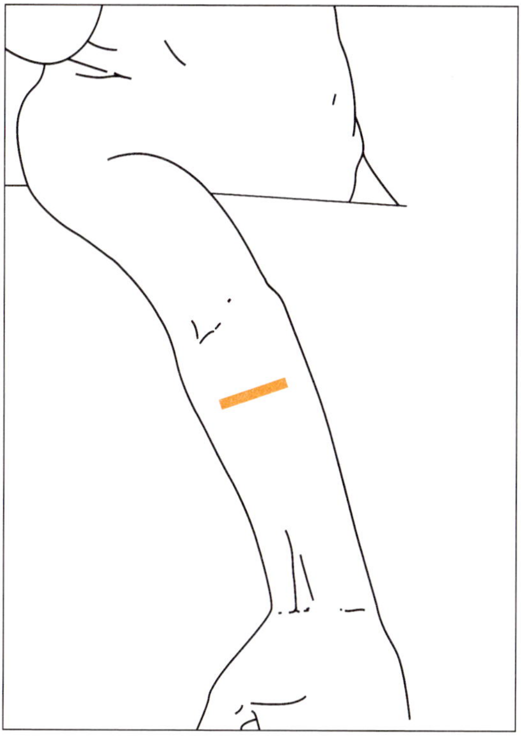

FIG. 84 ST, *probe* transversal sobre o meio do antebraço

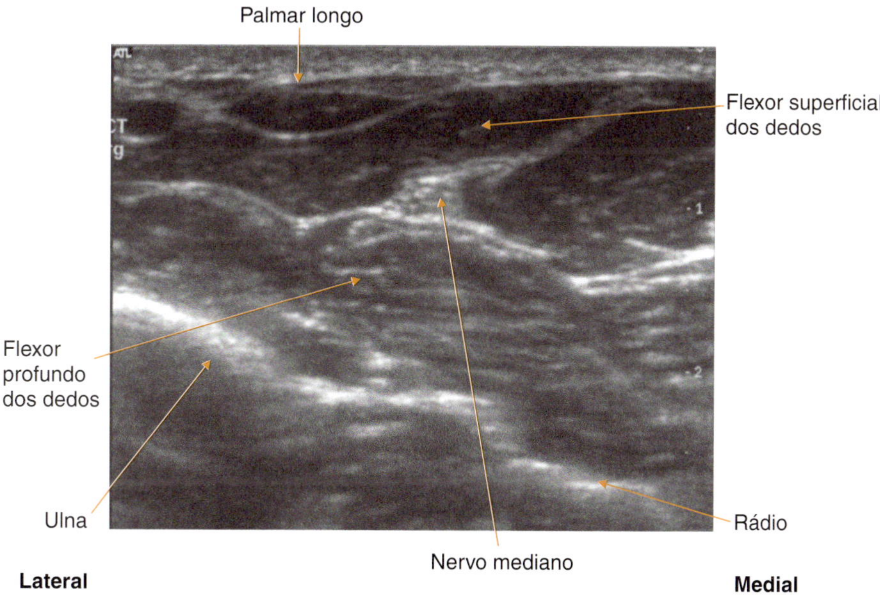

FIG. 85 ST meio do antebraço

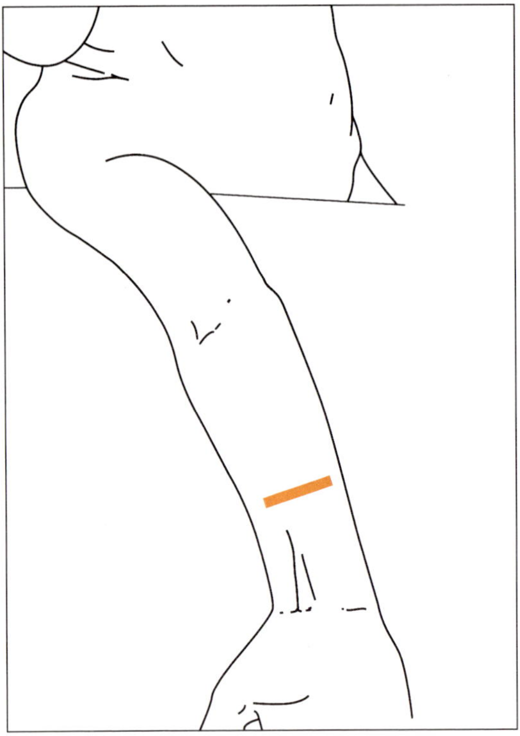

FIG. 86 ST, antebraço anterior distal

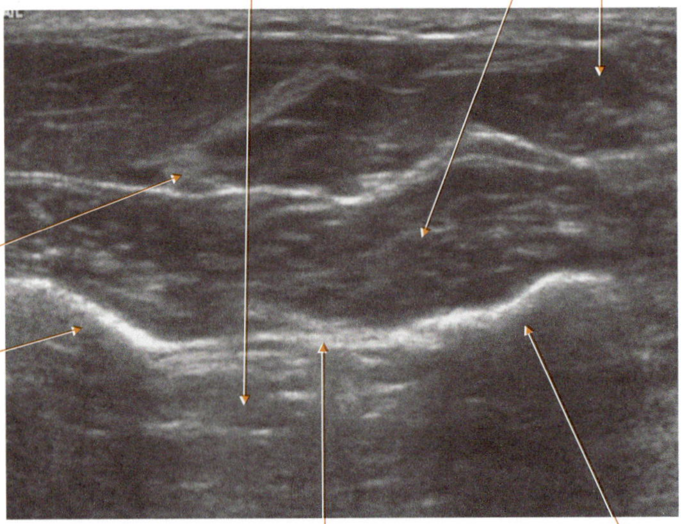

FIG. 87 ST, antebraço anterior

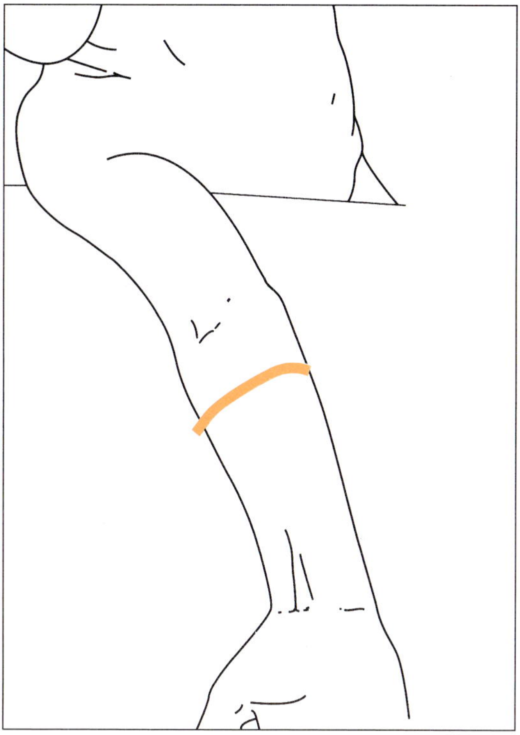

FIG. 88 ST panorama, *probe* transversal ao antebraço

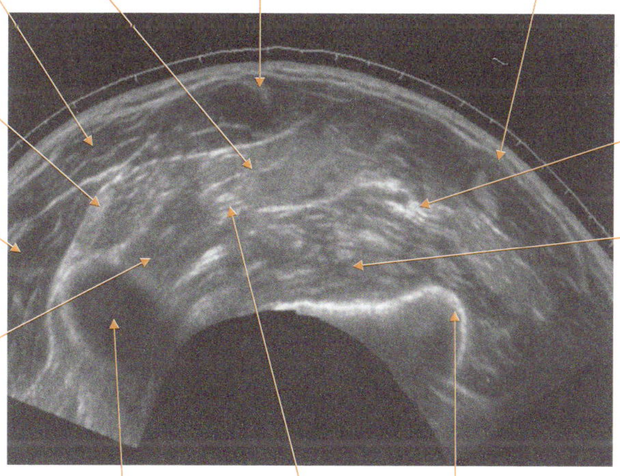

FIG. 89 ST panorama, antebraço anterior

Antebraço distal

(Figuras 90 e 91)

Movimento dos dedos ajuda a distinguir o nervo mediano dos tendões flexores. Ele também pode ser seguido proximalmente até o cotovelo, e nenhum ventre muscular aparece. Seus aspectos, quanto ao mais, são semelhantes a um tendão.

Anotações

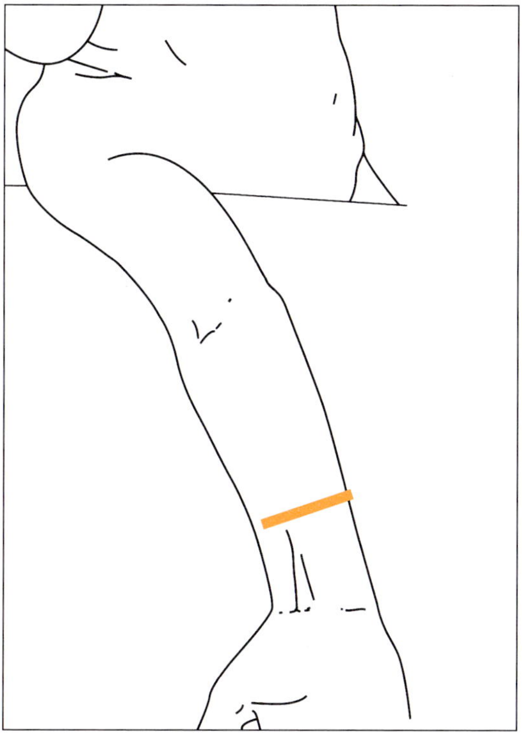

FIG. 90 ST, *probe* transversal ao antebraço anterior distal

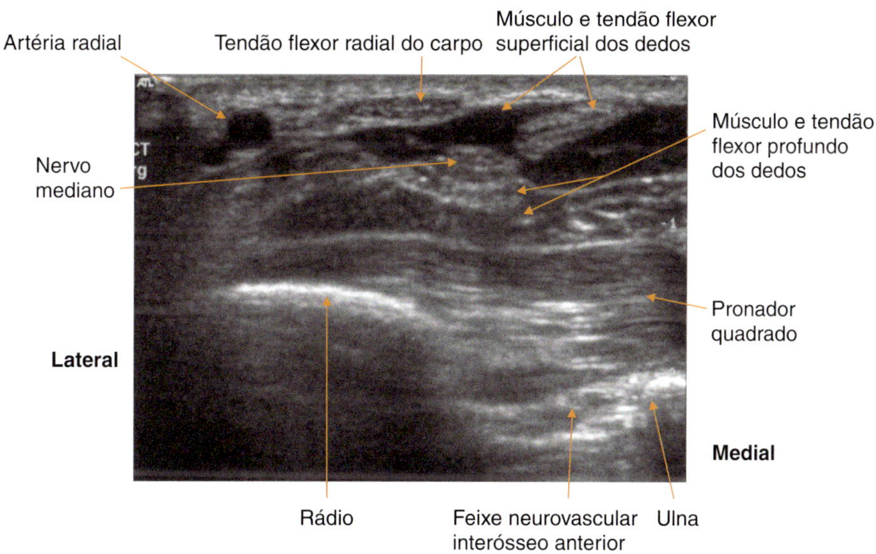

FIG. 91 ST, compartimento flexor no antebraço distal

Antebraço posterior

(Figuras 92–95)

O grupo muscular superficial origina-se da crista supracondilar lateral do úmero e inclui o braquiorradial e o extensor radial longo do carpo.

O grupo muscular posterior origina-se da origem comum dos extensores e compreende o extensor radial curto do carpo, extensor dos dedos, extensor do dedo mínimo e extensor ulnar do carpo.

O grupo muscular profundo inclui o supinador, abdutor longo do polegar, extensor curto do polegar, extensor longo do polegar e extensor do indicador.

Anotações

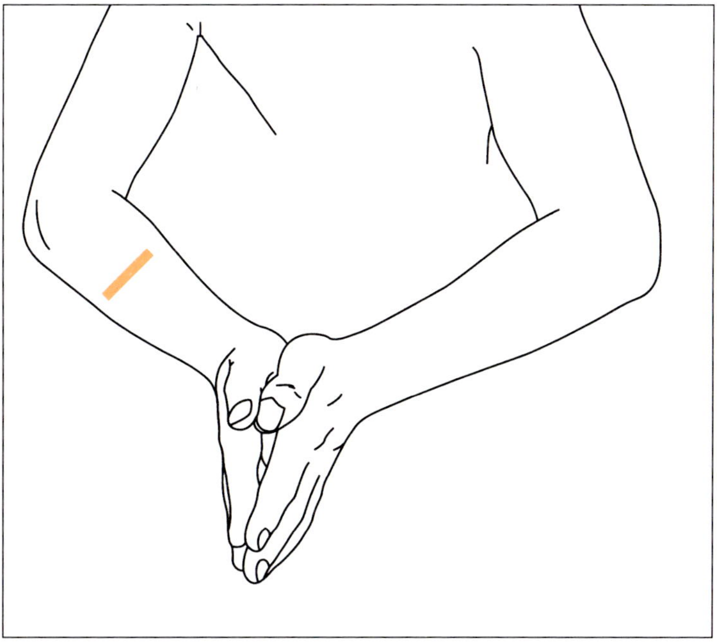

FIG. 92 ST, *probe* transversal ao antebraço posterior

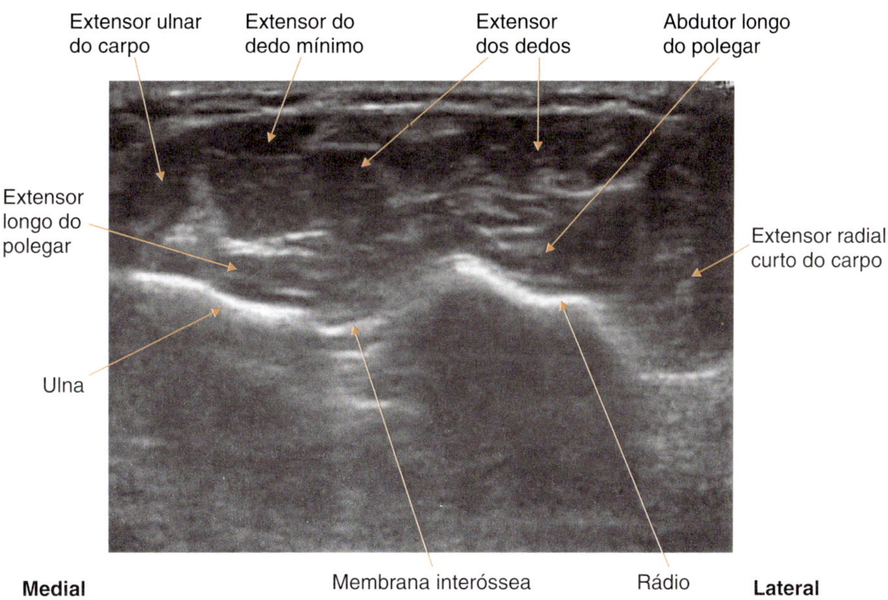

FIG. 93 ST, antebraço posterior

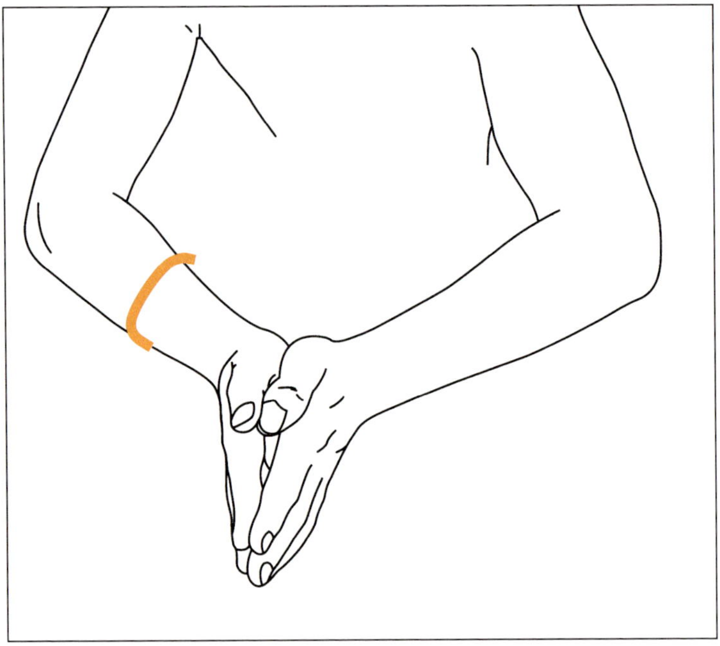

FIG. 94 ST panorama, *probe* transversal sobre o antebraço posterior

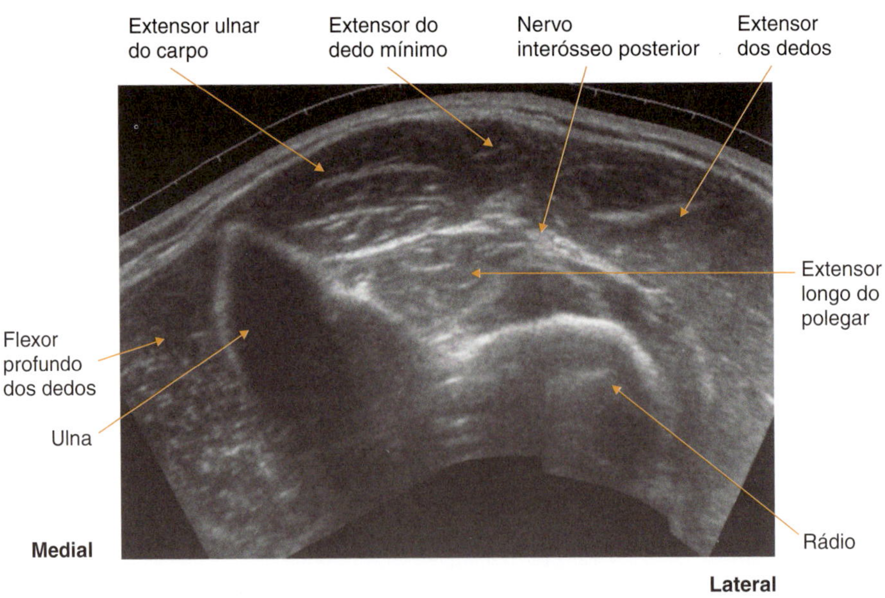

FIG. 95 ST panorama, área posterior do antebraço

Punho

Anterior

Túnel do carpo

(Figuras 96–101)

O teto do túnel é formado pelo retináculo flexor, que é fixado no lado radial ao tubérculo do escafóide e crista do trapézio, e no lado ulnar ao pisiforme e hâmulo do hamato. Os ossos carpais formam o soalho.

De lateral a medial, o principal conteúdo é: flexor radial do carpo, flexor longo do polegar (profundo ao nervo mediano), flexores superficial e profundo dos dedos. Palmar longo, se presente, passa superficial ao retináculo.

O nervo ulnar está situado sobre o retináculo lado a lado com o pisiforme, medial à artéria ulnar. Ambos são cobertos por uma parte superficial do retináculo, formando o canal de Guyon.

Anotações

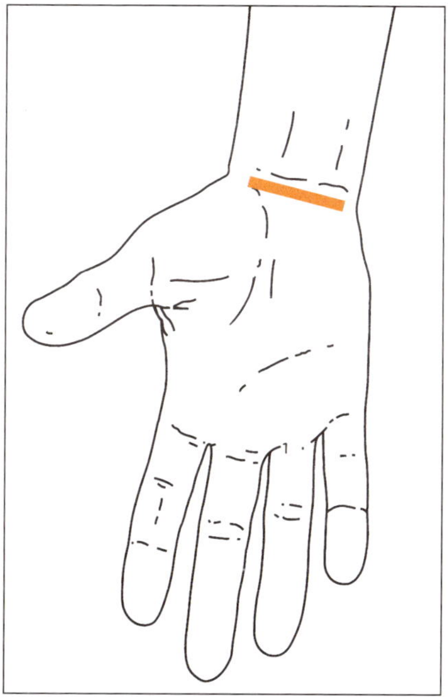

FIG. 96 ST, *probe* transversal à face palmar do punho, nível do túnel carpal proximal

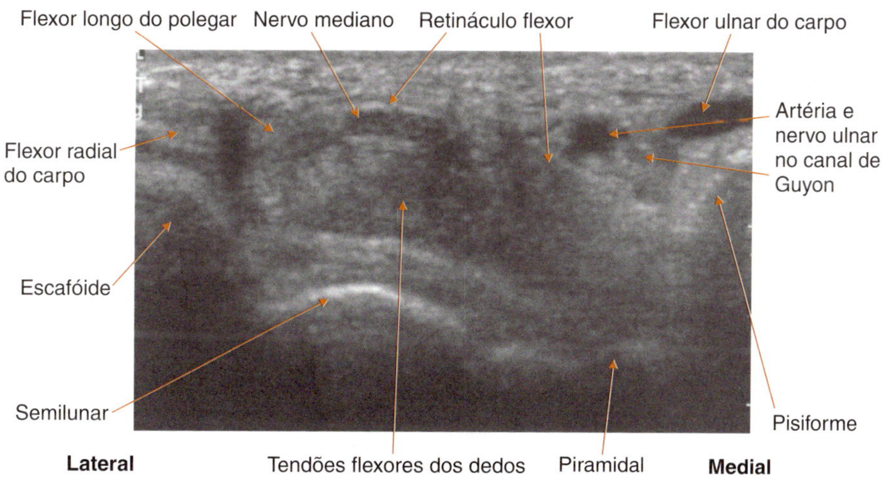

FIG. 97 ST, túnel carpal proximal

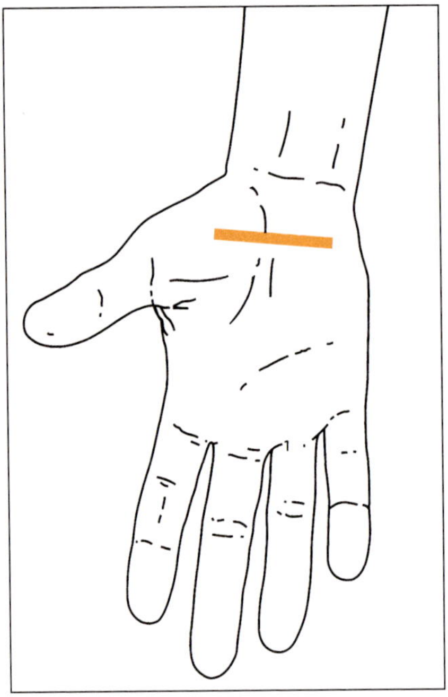

FIG. 98 ST, *probe* transversal à face palmar do punho, nível do túnel carpal distal

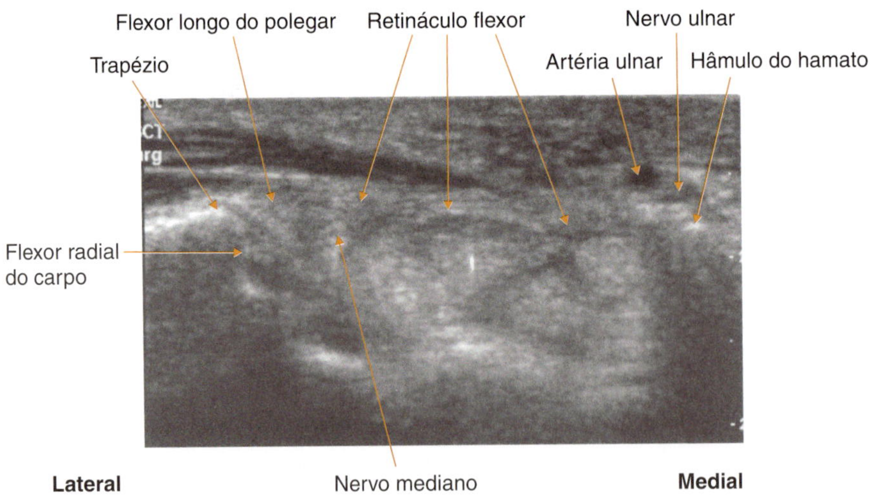

FIG. 99 ST, túnel carpal distal

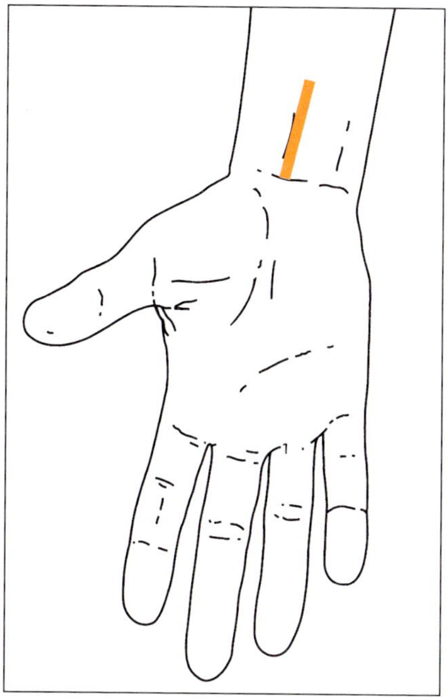

FIG. 100 SL, tendões flexores

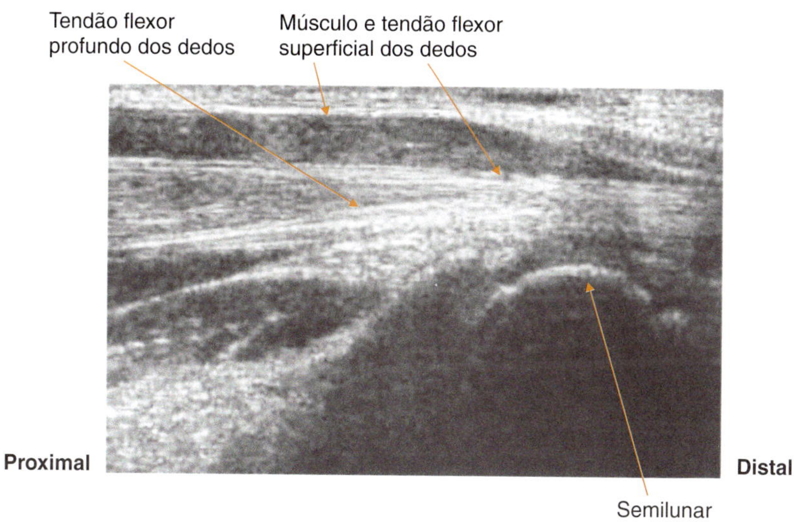

FIG. 101 SL, tendões flexores no punho

Posterior

Tabaqueira anatômica

(Figuras 102–107)

Proximalmente, a tabaqueira é demarcada pelo processo estilóide radial e, distalmente, pela base do metacarpal do polegar. Seu limite radial é formado por dois tendões (extensor curto do polegar e abdutor longo do polegar), e na área ulnar pelo extensor longo do polegar. O soalho da tabaqueira é formado pelo escafóide, proximalmente, e o trapézio, distalmente. Ela contém a artéria radial e a veia cefálica.

Anotações

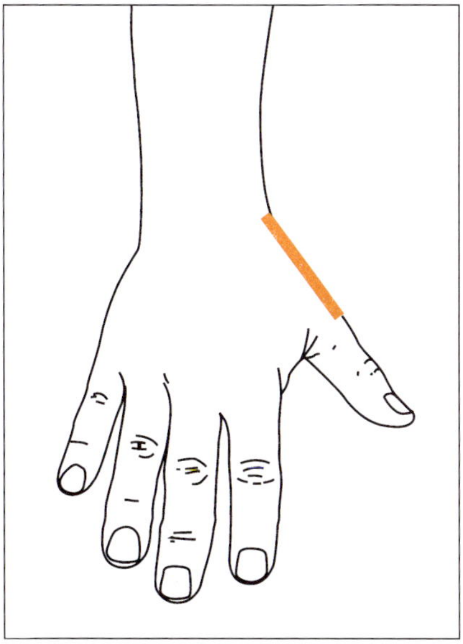

FIG. 102 SL, *probe* longitudinal à tabaqueira, área radial do punho. Desvio ulnar do punho com extensão do polegar

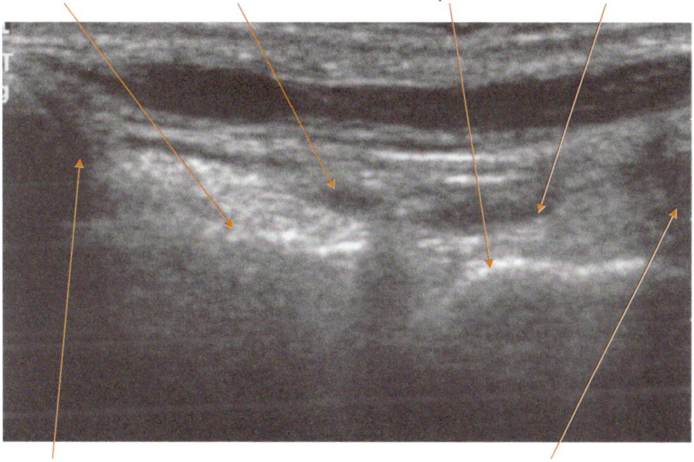

FIG. 103 SL, tabaqueira

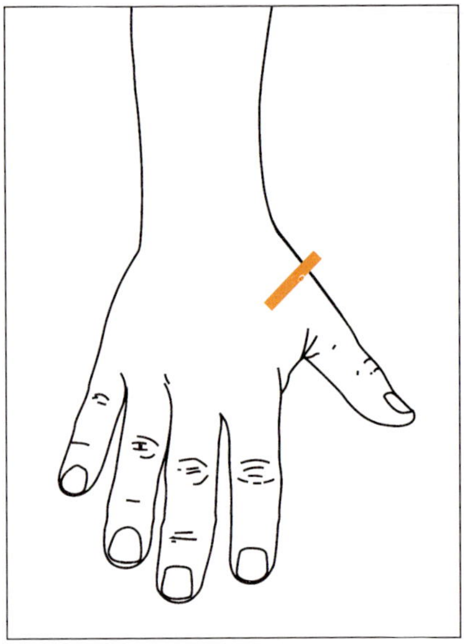

FIG. 104 ST, *probe* transversal à tabaqueira, área radial do punho. Desvio ulnar do punho com extensão do polegar

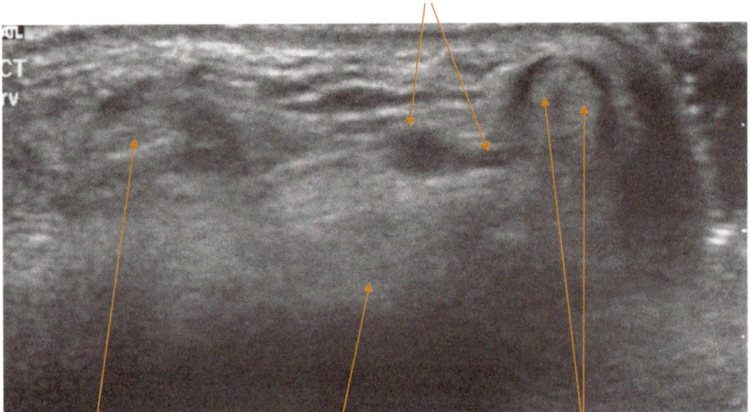

FIG. 105 ST, tabaqueira anatômica

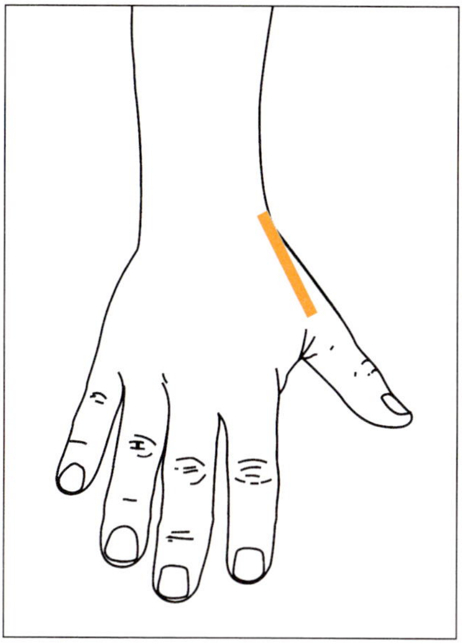

FIG. 106 SL, *probe* longitudinal ao tendão extensor longo do polegar, lado radial do punho. Desvio ulnar do punho com extensão do polegar. Exame dinâmico com flexão e extensão da articulação interfalângica do polegar

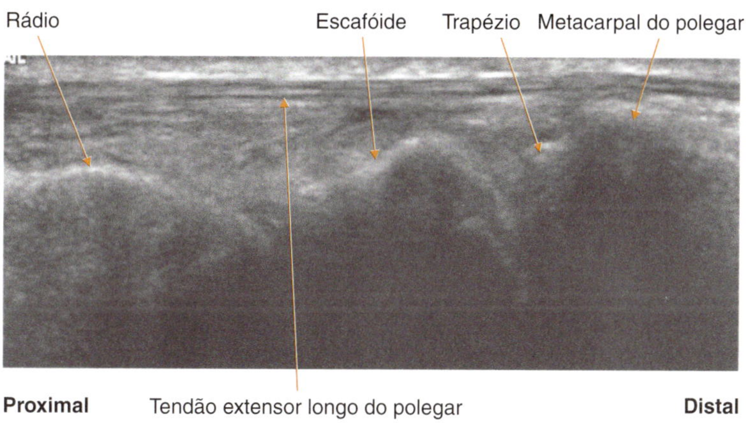

FIG. 107 SL, tendão extensor longo do polegar

Articulação carpometacarpal do polegar

(Figuras 108 e 109)

Anotações

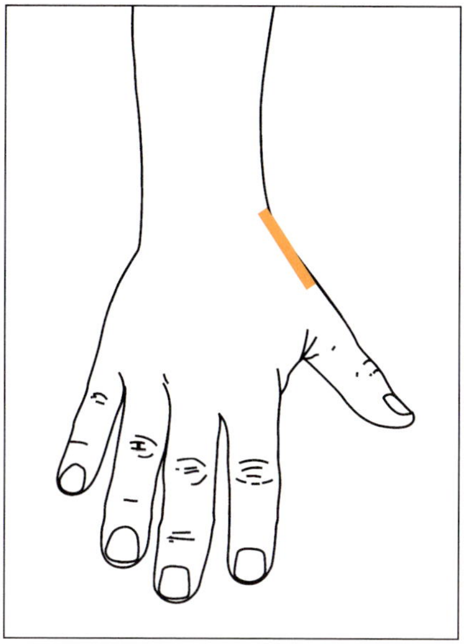

FIG. 108 SL, *probe* longitudinal à articulação carpometacarpal do polegar

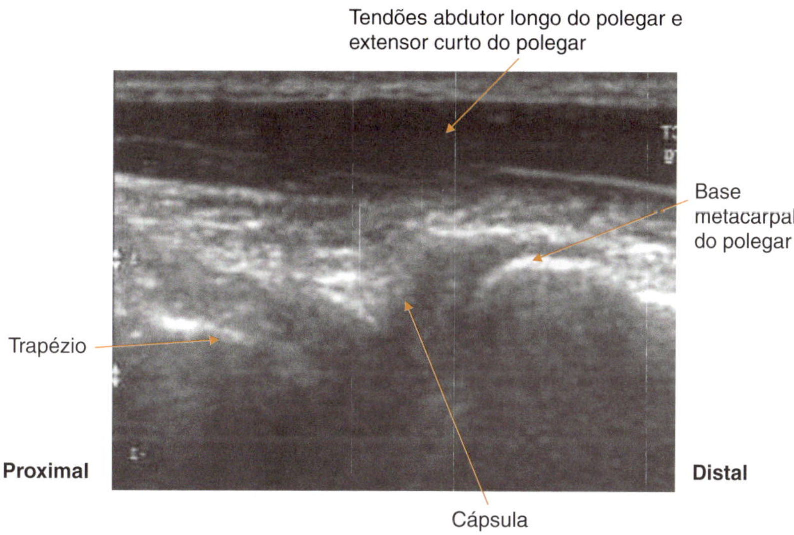

FIG. 109 SL, articulação carpometacarpal do polegar

Ligamento colateral ulnar

(Figuras 110 e 111)

Ligamento estabilizador ao longo do lado ulnar da articulação metacarpofalângica do polegar.

Anotações

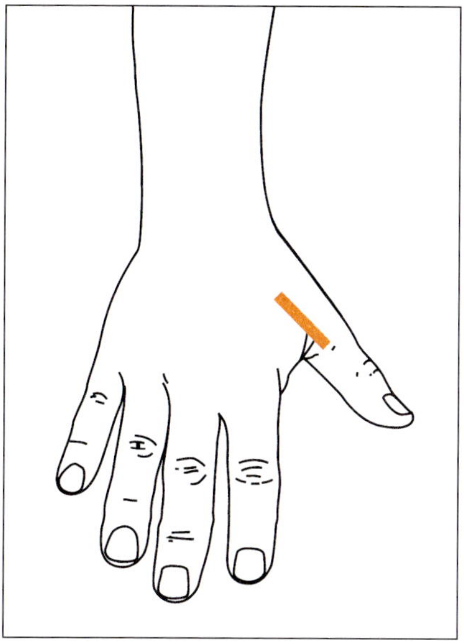

FIG. 110 SL, *probe* sobre a articulação metacarpofalângica. Exame dinâmico usando abdução nesta articulação

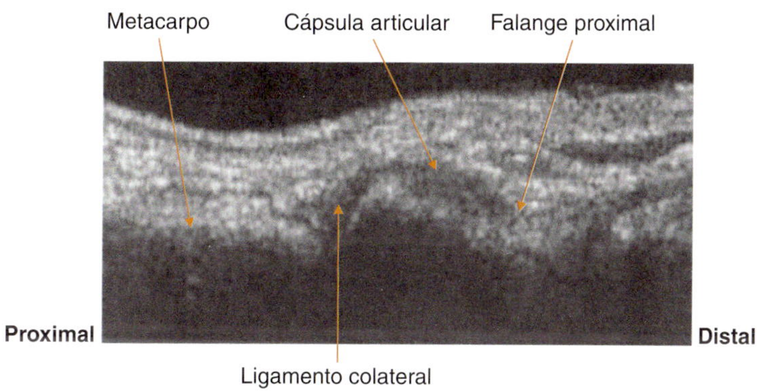

FIG. 111 SL, ligamento colateral ulnar

Ligamento escafossemilunar interósseo

(Figuras 112 e 113)

A face dorsal deste ligamento é vista como uma estrutura linear de alta refletividade no espaço escafossemilunar.

Anotações

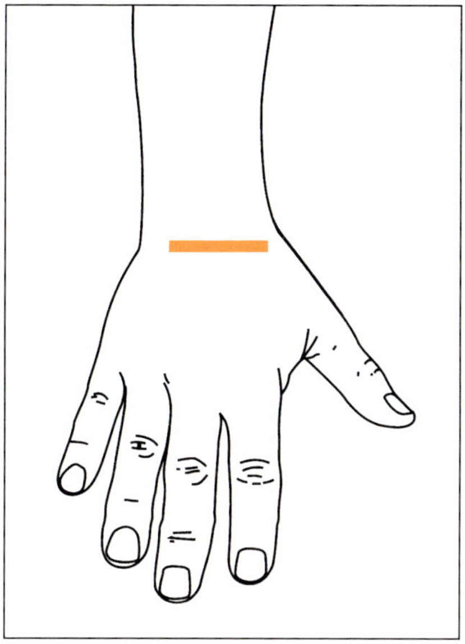

FIG. 112 ST, *probe* transversal à face dorsal do punho, ao nível da fileira proximal do carpo

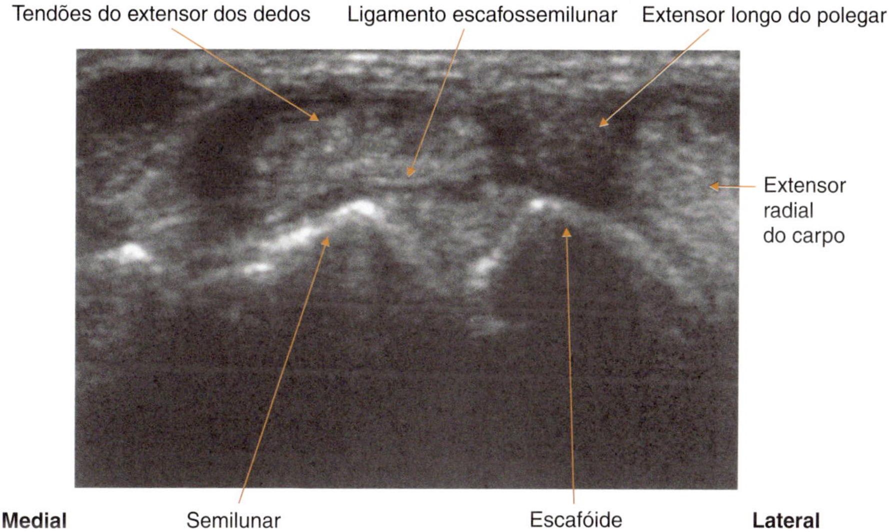

FIG. 113 ST, ligamento escafossemilunar dorsal

Mão

Palma

Espaços palmares

(Figuras 114 e 115)

A palma é dividida em três espaços por dois septos que passam da aponeurose palmar para os metacarpais do polegar e dedo mínimo. O espaço lateral contém os músculos tenares; o medial contém músculos hipotenares, e o central contém tendões flexores longos, lumbricais, os arcos palmares superficial e profundo e o nervo mediano.

Espaço palmar central

Anotações

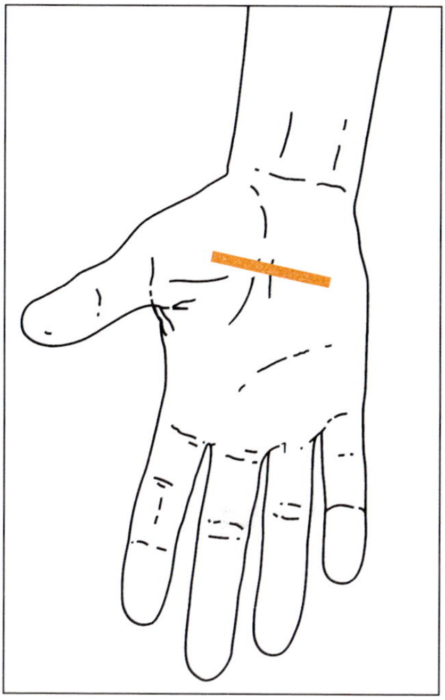

FIG. 114 ST, *probe* transversal aos tendões flexores na palma proximal

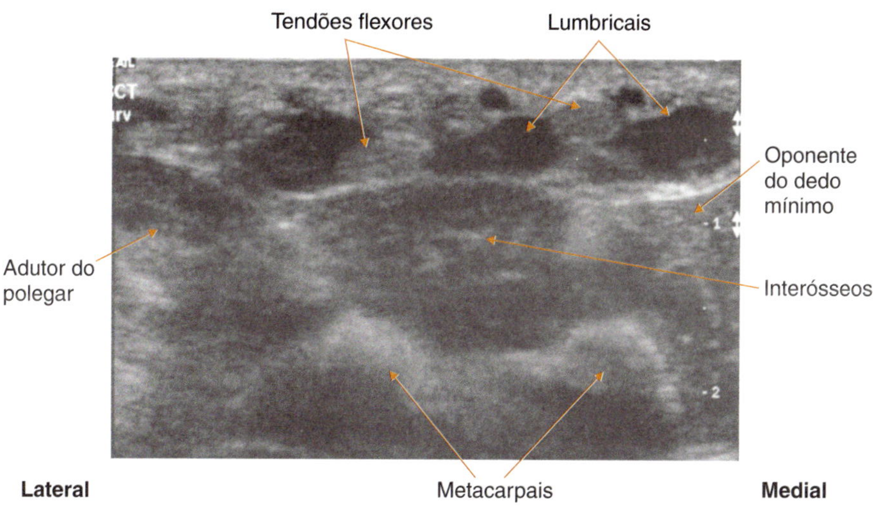

FIG. 115 ST, espaço palmar central

Espaços palmares medial (hipotenar) e lateral (tenar)

(Figuras 116–121)

- Os músculos na eminência hipotenar são o abdutor do dedo mínimo, oponente do dedo mínimo e flexor do dedo mínimo.
- Os músculos na eminência tenar são o abdutor curto do polegar, oponente do polegar e flexor curto do polegar.

Anotações

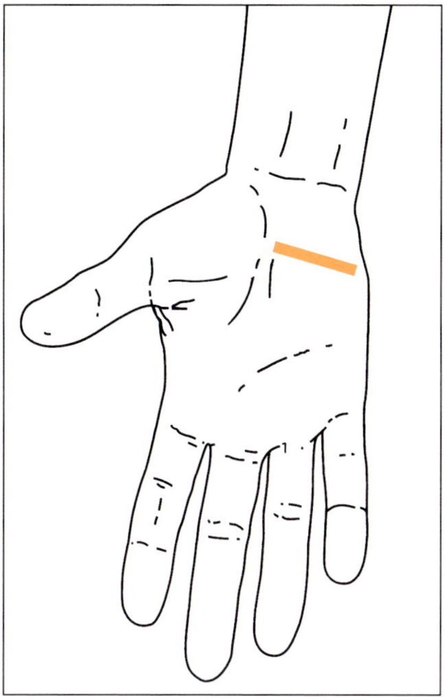

FIG. 116 ST, *probe* transversal sobre a eminência hipotenar

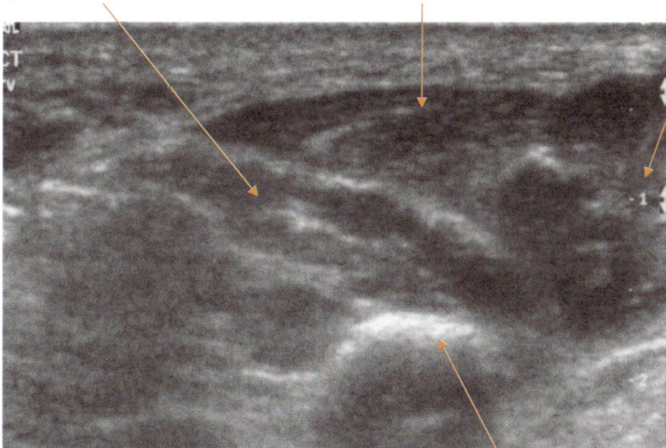

FIG. 117 ST, eminência hipotenar

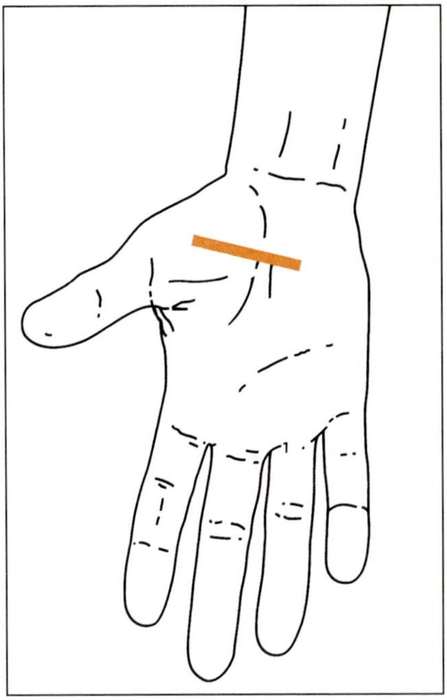

FIG. 118 ST, *probe* sobre a eminência tenar

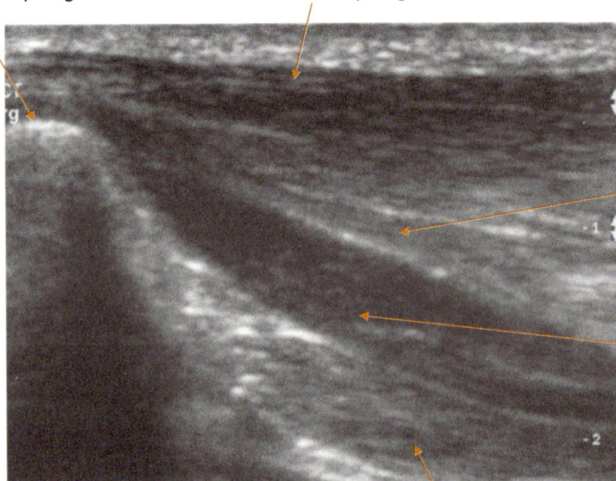

FIG. 119 ST, eminência tenar

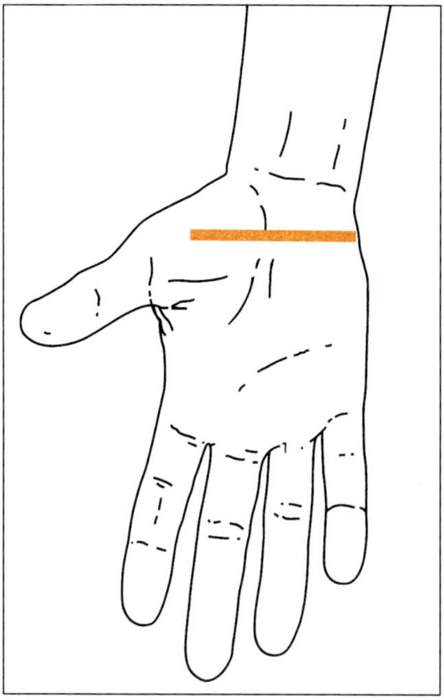

FIG. 120 ST panorama, eminências tenar e hipotenar

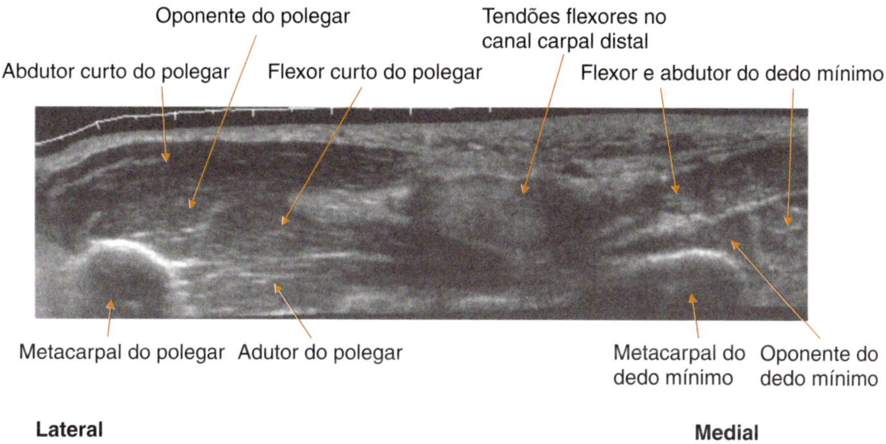

FIG. 121 ST panorama, espaços palmares

Tendões flexores

(Figuras 122–138)

Os tendões flexores superficiais passam profundos ao retináculo no punho. Na palma eles estão contidos dentro de uma bainha flexora comum, superficial aos tendões profundos. Esta relação continua na bainha sinovial comum do dedo. O tendão superficial divide-se na região da falange proximal e é perfurado pelo tendão profundo, que é, portanto, o tendão mais superficial na parte distal da falange proximal. O tendão superficial insere-se nos lados da superfície palmar da falange média, e o tendão profundo continua até a base da falange distal.

Anotações

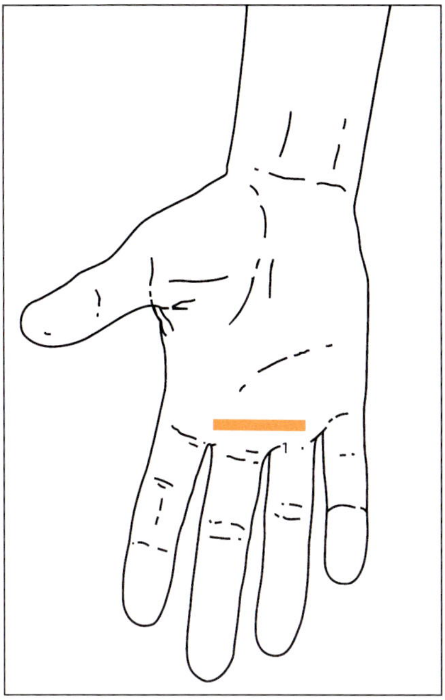

FIG. 122 ST, *probe* transversal aos tendões flexores, palma distal

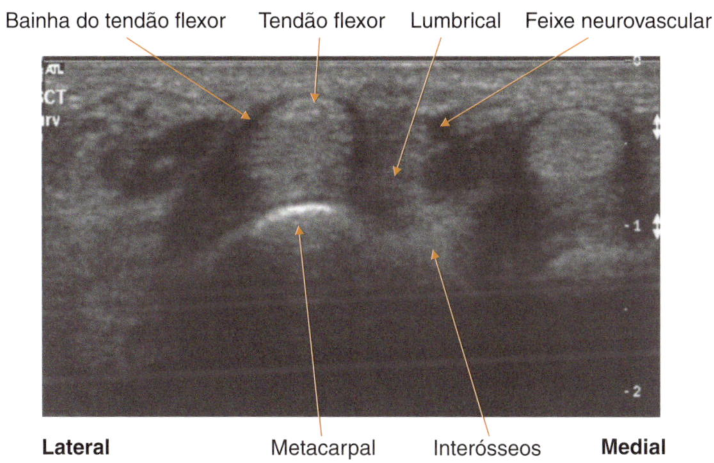

FIG. 123 ST, tendões flexores

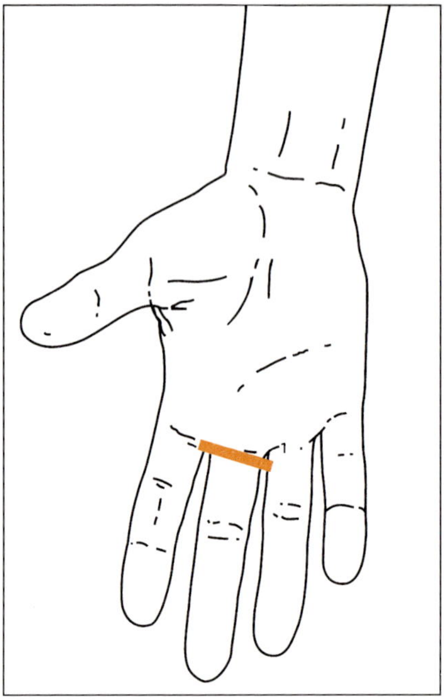

FIG. 124 ST, *probe* sobre a falange proximal

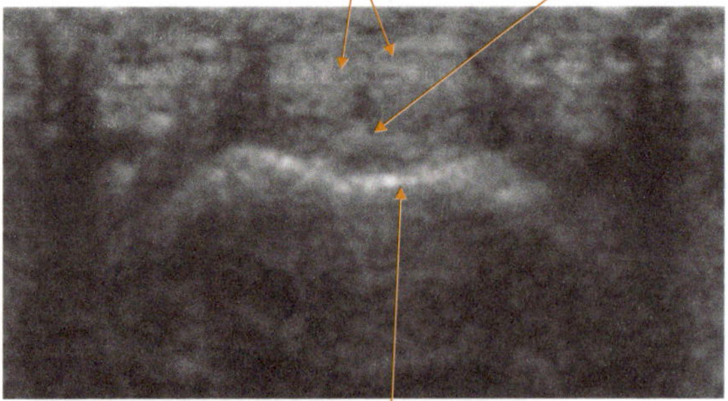

FIG. 125 ST, tendão flexor, nível da falange proximal

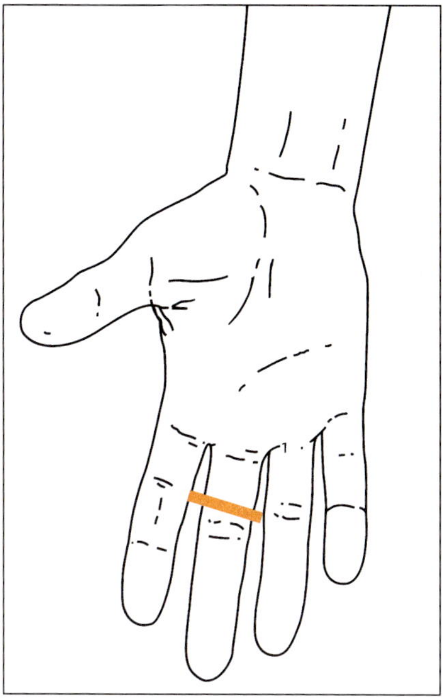

FIG. 126 ST, nível distal da falange proximal

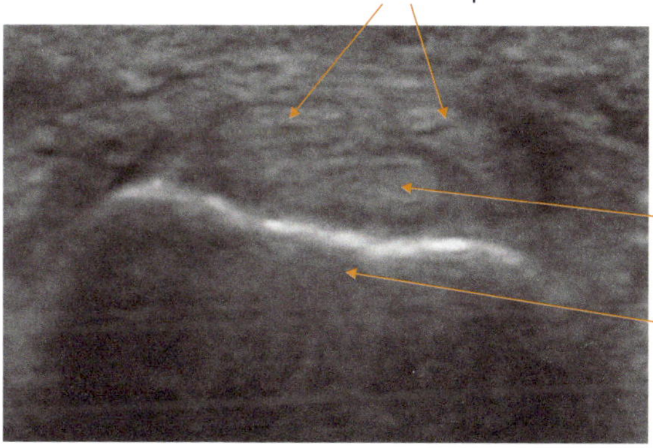

FIG. 127 ST dos tendões flexores dos dedos, nível da falange proximal

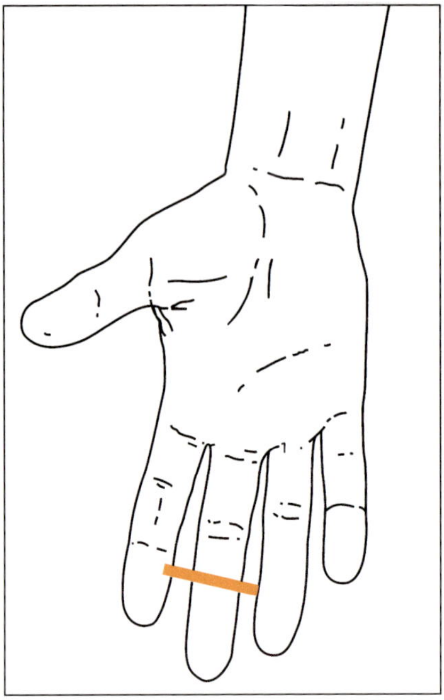

FIG. 128 ST, nível da falange média

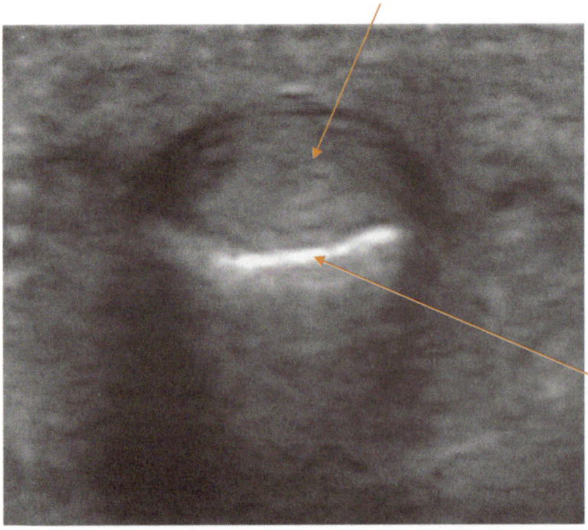

FIG. 129 ST, tendões flexores do dedo, nível da falange média

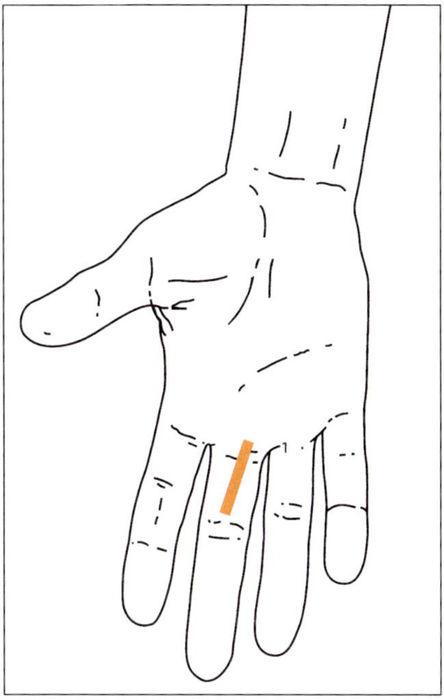

FIG. 130 SL, *probe* longitudinal aos tendões flexores, nível da articulação metacarpofalângica. Avaliação dinâmica com flexão e extensão do dedo

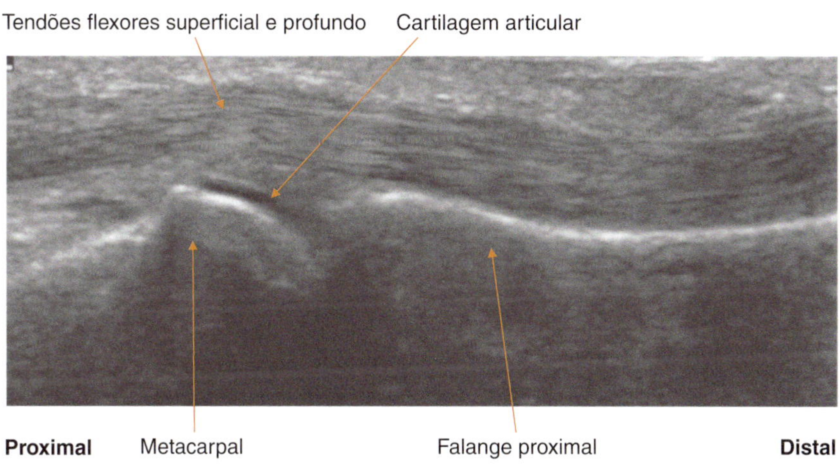

FIG. 131 SL, tendões flexores do dedo

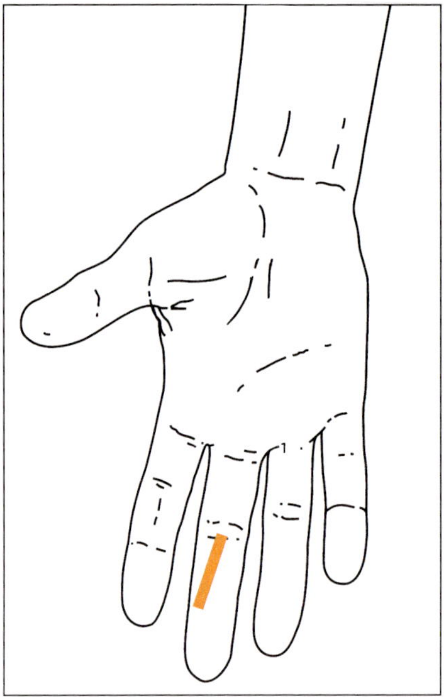

FIG. 132 SL, *probe* longitudinal à articulação interfalângica proximal

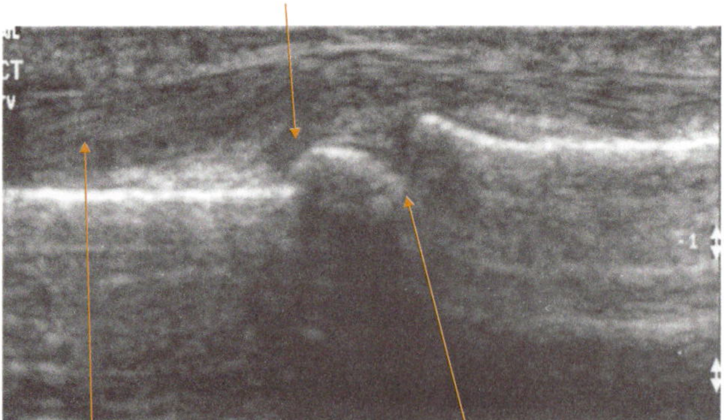

FIG. 133 SL, tendões flexores

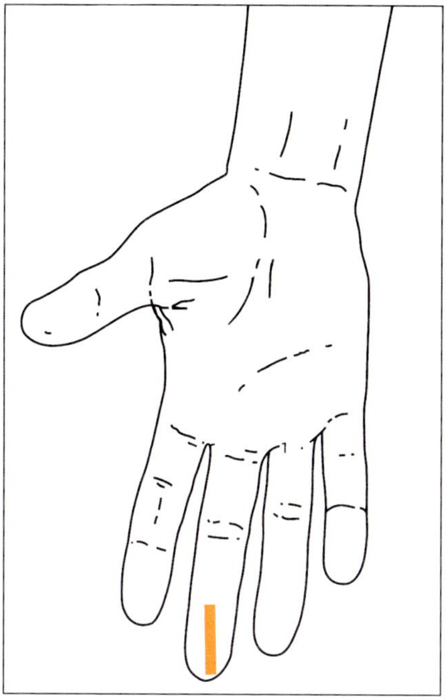

FIG. 134 SL, *probe* longitudinal à articulação interfalângica distal

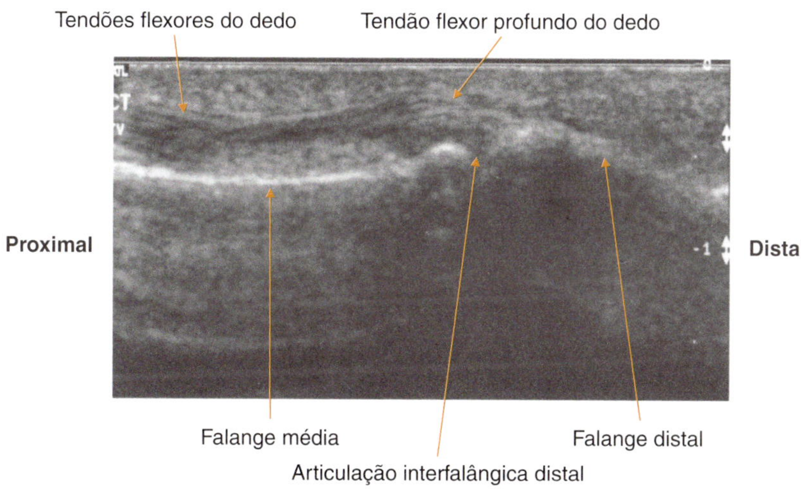

FIG. 135 SL, dedo

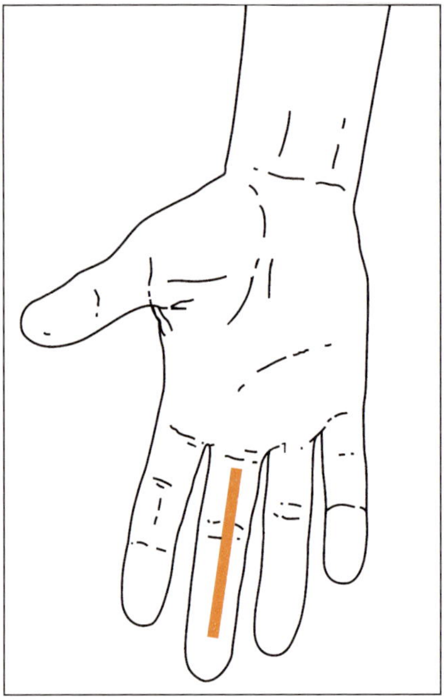

FIG. 136 SL panorama, flexores do dedo

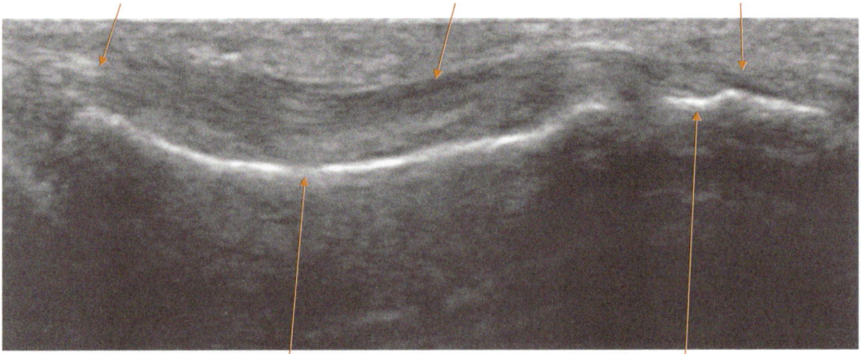

FIG. 137 SL panorama, inserção do flexor profundo dos dedos

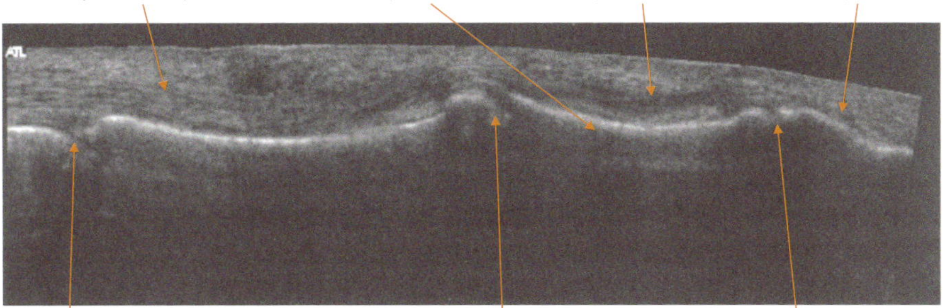

FIG. 138 Panorama, tendões flexores dos dedos

Dorso da mão
(Figuras 139–141)

Anotações

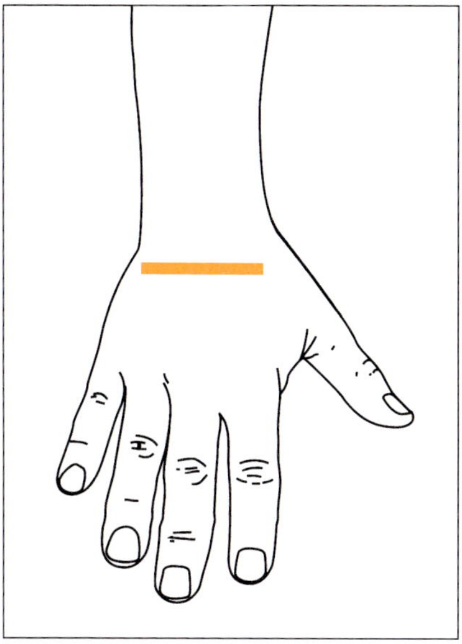

FIG. 139 ST, *probe* transversal sobre o dorso da mão

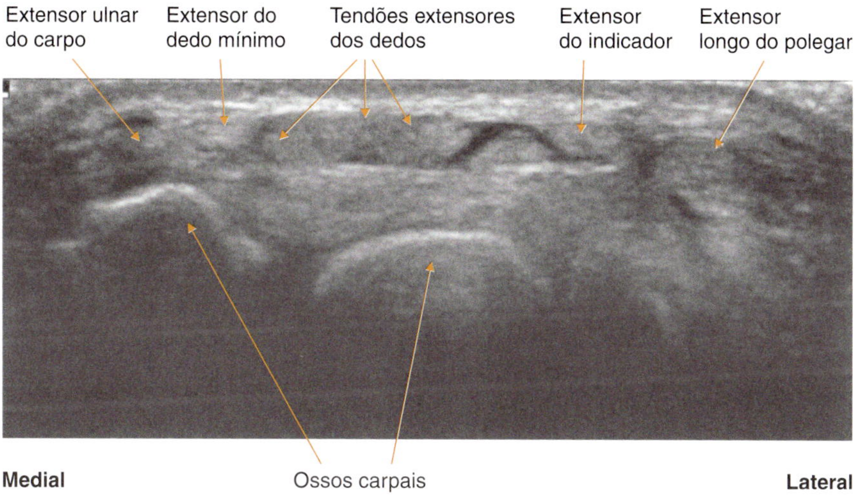

FIG. 140 ST, dorso da mão

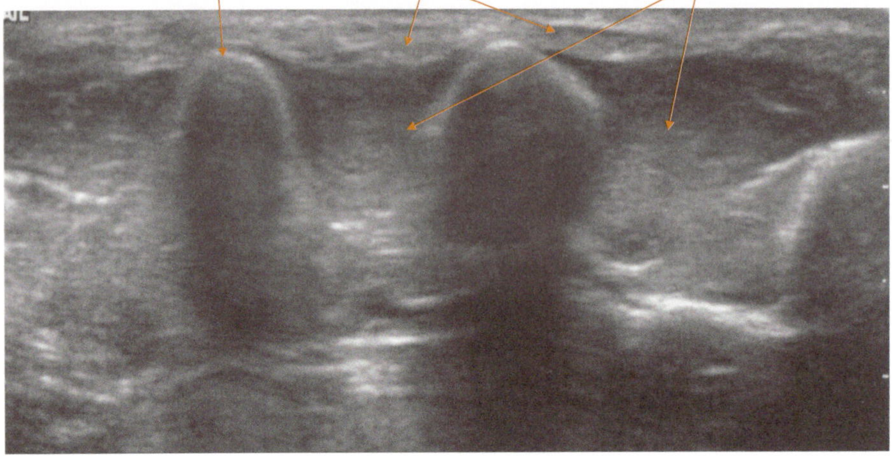

FIG. 141 ST meio do dorso da mão

Abdome e pelve

Parede anterior

(Figuras 142–155)

- Bainha do reto
  - Aponeurose de 3 músculos (oblíquo externo, oblíquo interno, transverso do abdome) para formar linha alva na linha mediana.
- Fixação proximal
  - Margem costal, xifoesterno.
- Fixação distal
  - Sínfise e crista púbica

Anotações

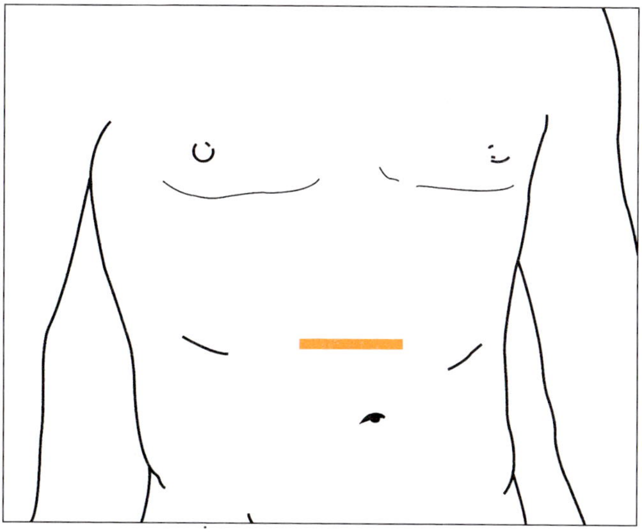

FIG. 142 ST, linha mediana

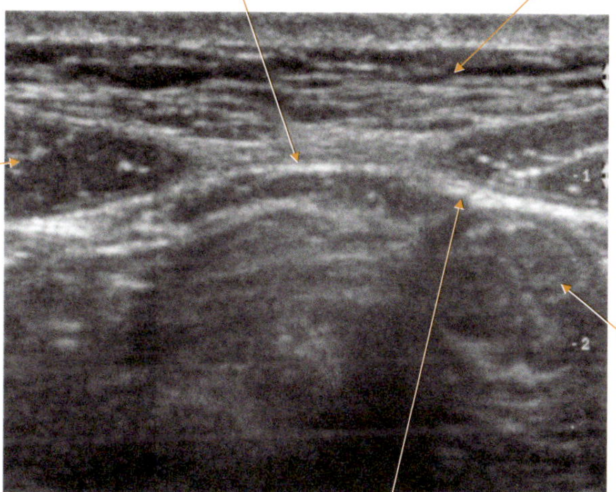

FIG. 143 ST, bainha do reto – meio do abdome

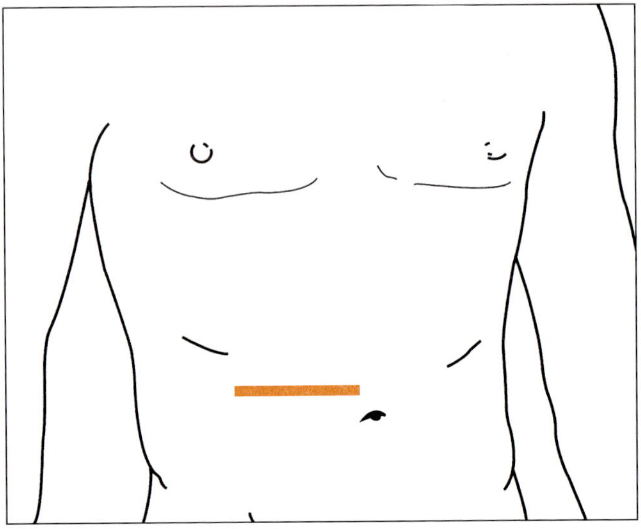

FIG. 144 ST, *probe* à direita da linha mediana

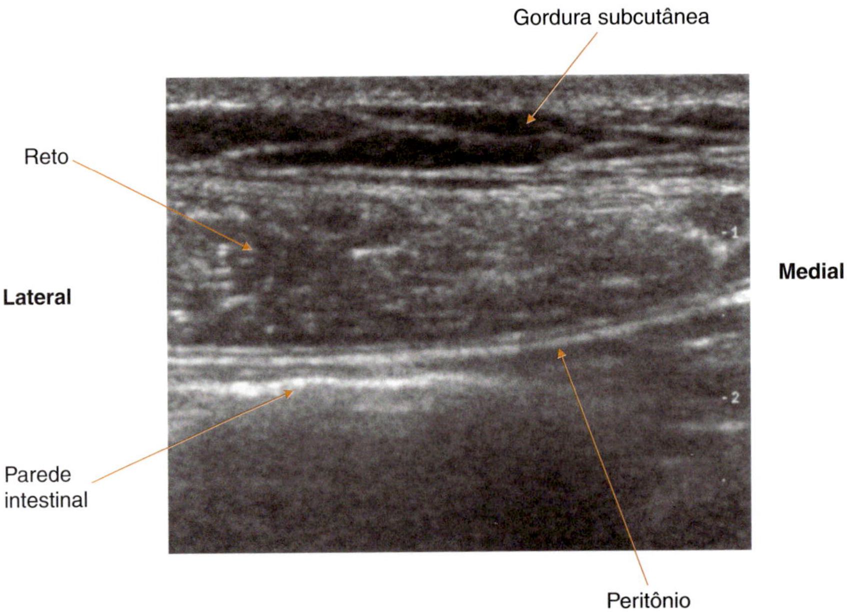

FIG. 145 ST, reto do abdome

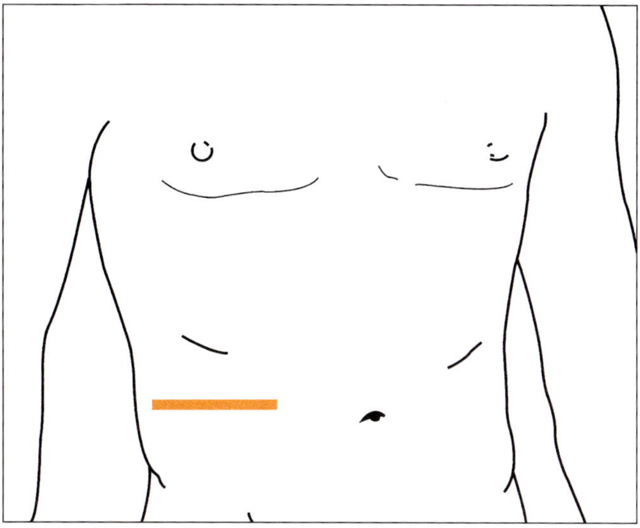

FIG. 146 ST, *probe* sobre o flanco/parede anterior

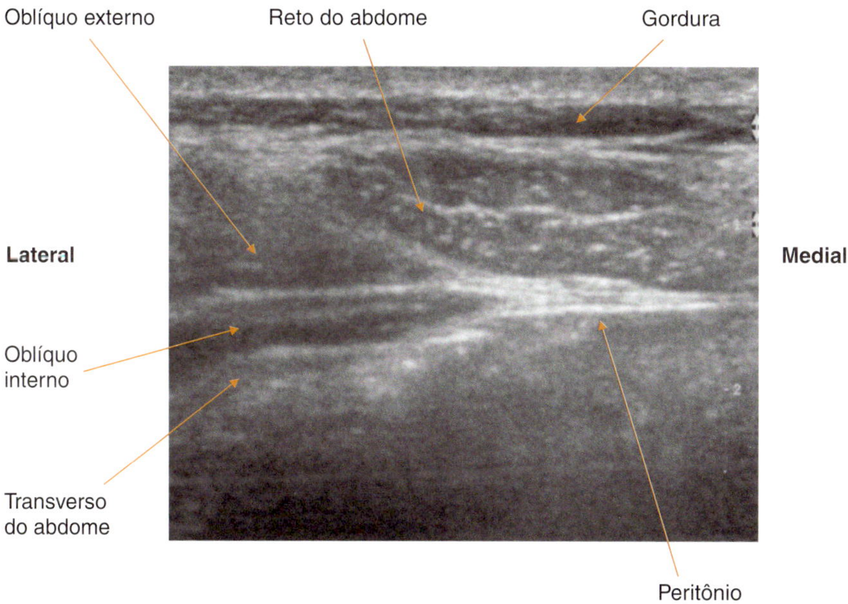

FIG. 147 ST, parede abdominal anterior – meio do abdome

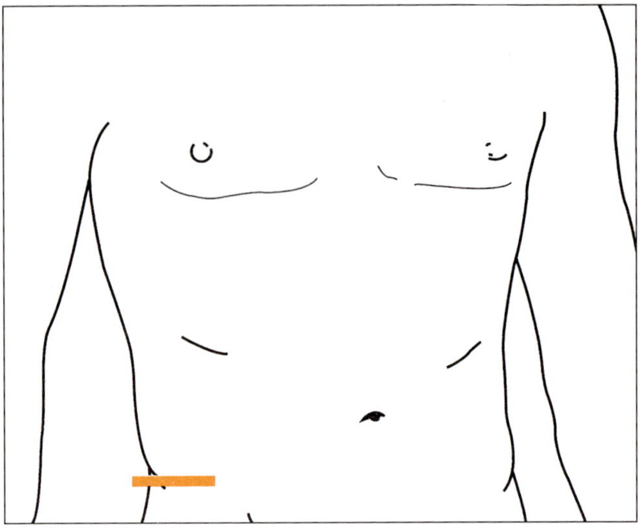

FIG. 148 ST, *probe* sobre o flanco

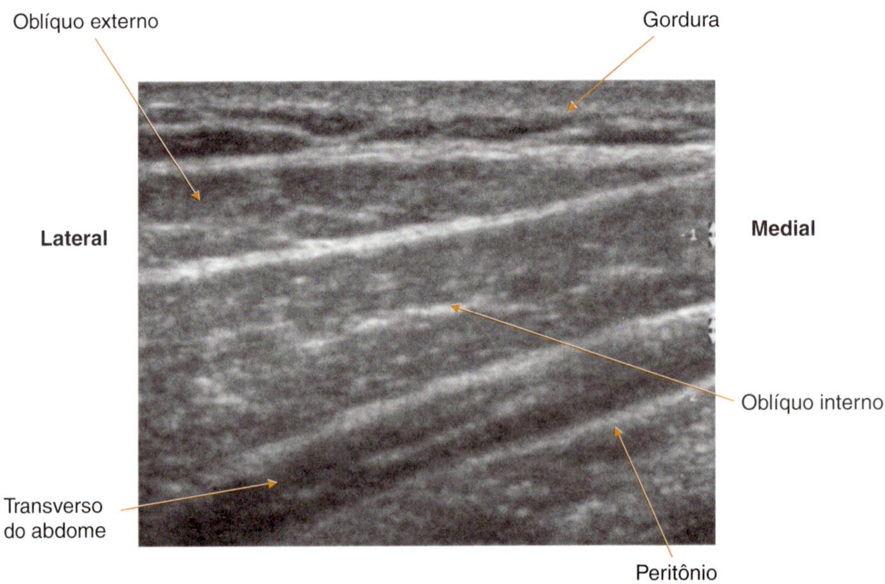

FIG. 149 ST, parede abdominal anterior – flanco

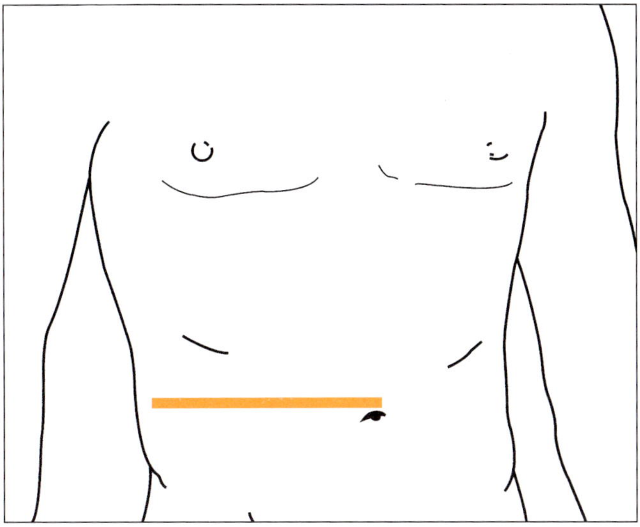

FIG. 150 ST panorama, bainha do reto

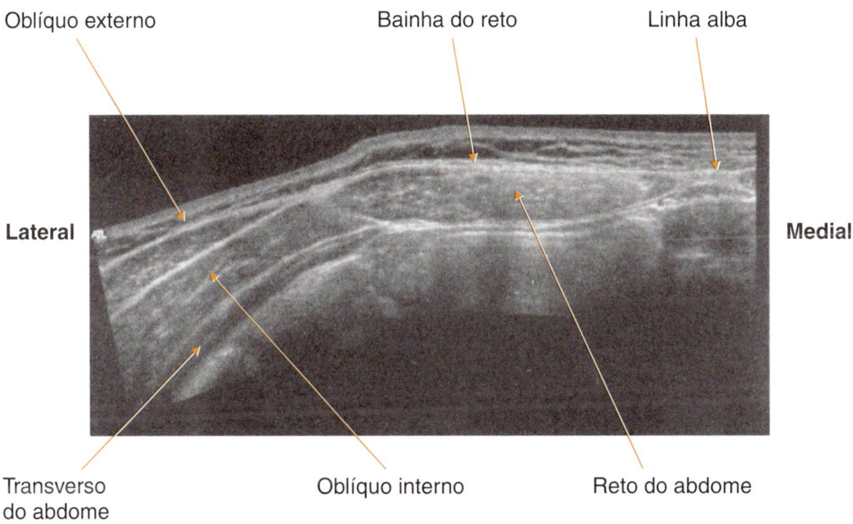

FIG. 151 ST panorama, parede abdominal anterior

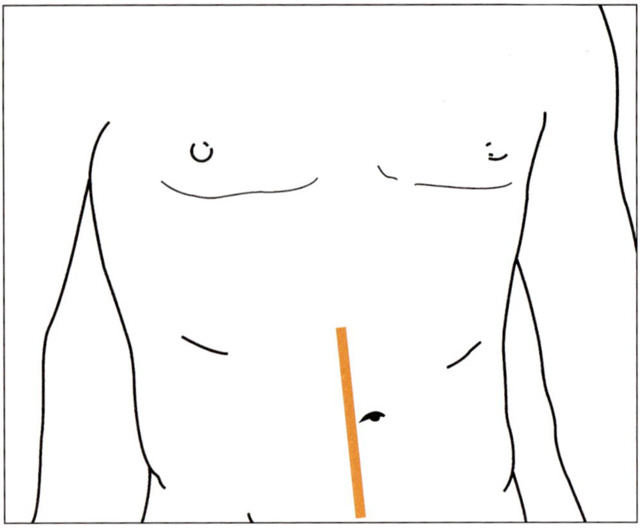

FIG. 152 SL panorama, direita da linha mediana

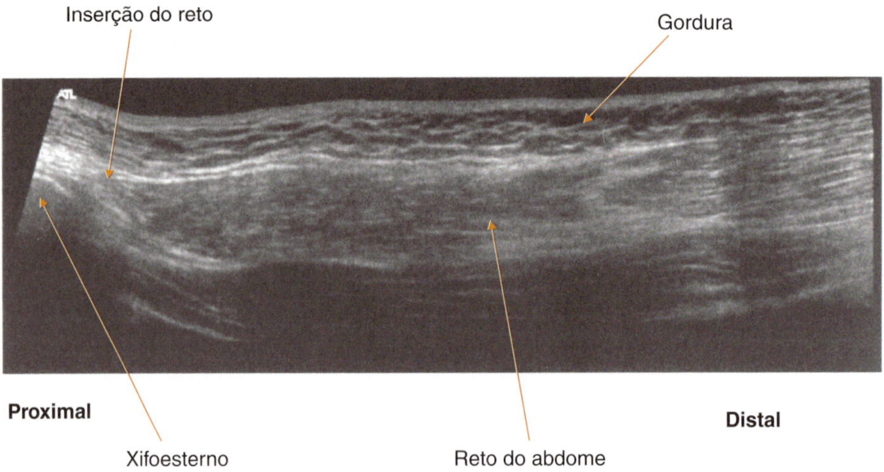

FIG. 153 SL panorama, origem do reto do xifoesterno

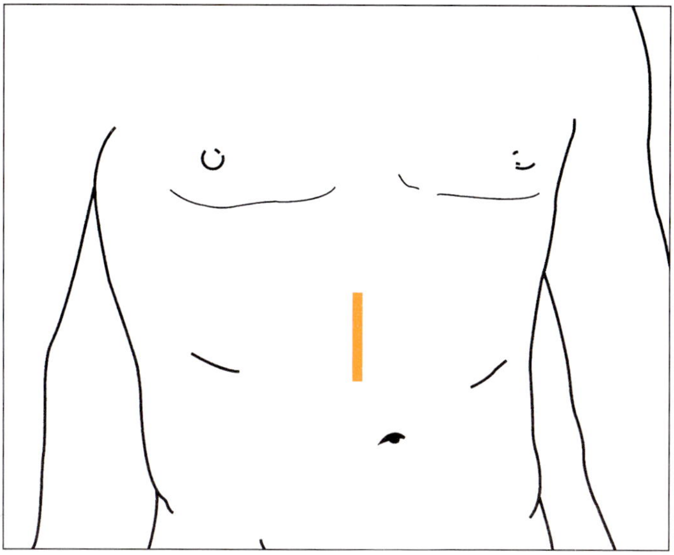

FIG. 154 SL, *probe* sobre o xifoesterno. Inserção proximal normalmente é mal definida e o aspecto do xifoesterno depende do grau de calcificação

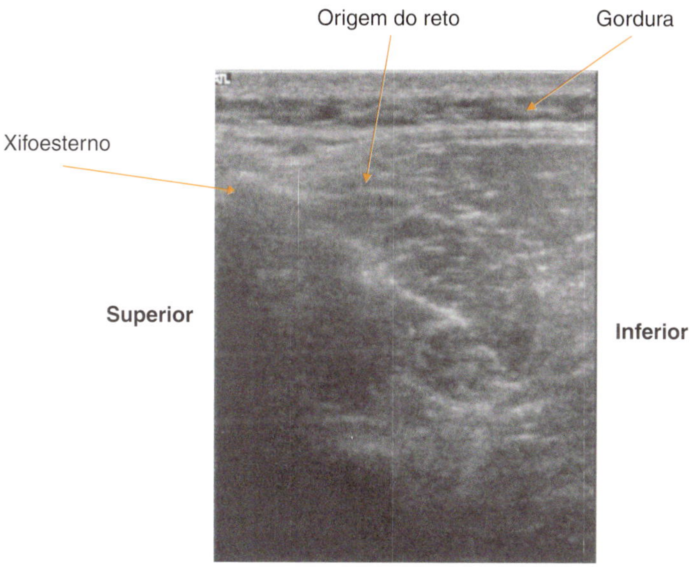

FIG. 155 SL, origem do reto

Inserção distal do reto

(Figuras 156 e 157)

Anotações

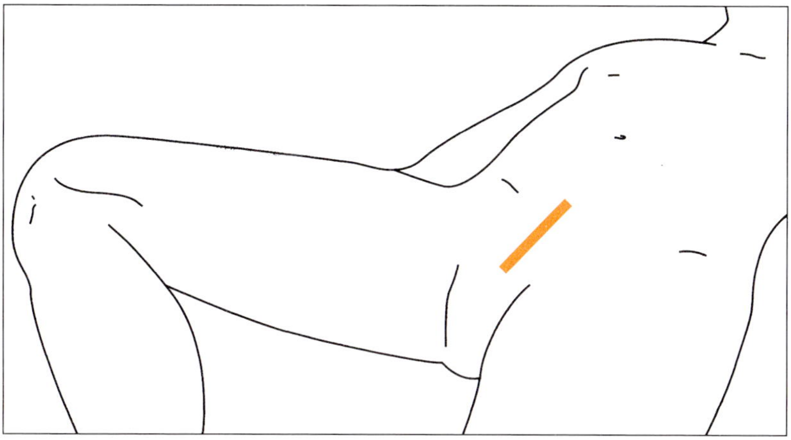

FIG. 156 SL, *probe* sobre a sínfise

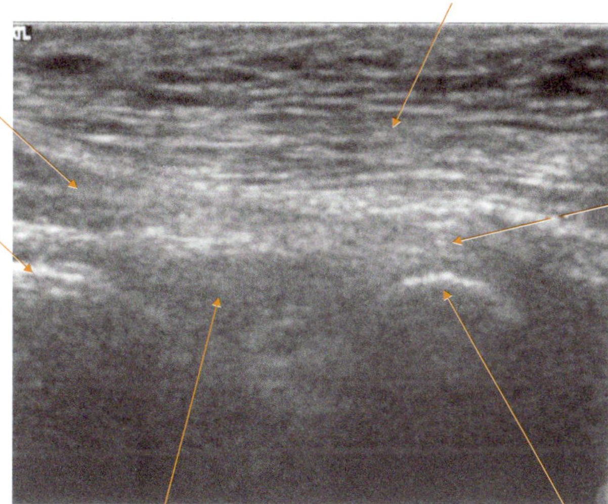

FIG. 157 SL, inserção do reto distal

Parede posterior

(Figuras 158–169)

Fáscia toracolombar – envolve músculos da parede posterior (eretor da espinha, latíssimo do dorso, quadrado lombar). Consiste em 3 camadas que se fundem lateralmente com o oblíquo interno e transversal.

Anotações

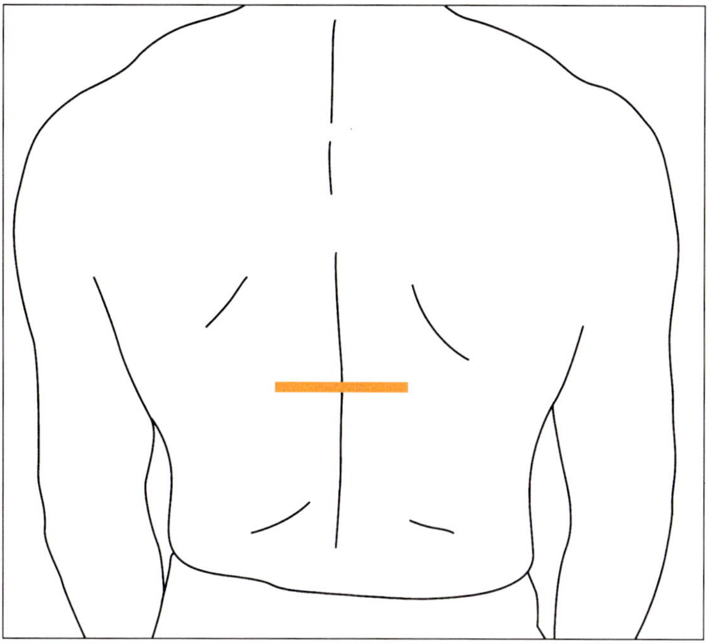

FIG. 158 ST, *probe* na área lombar superior mediana

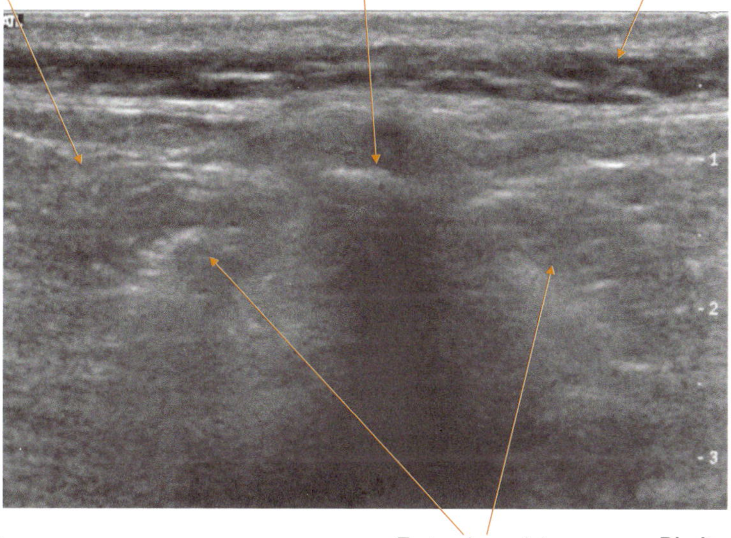

FIG. 159 ST, região lombar mediana

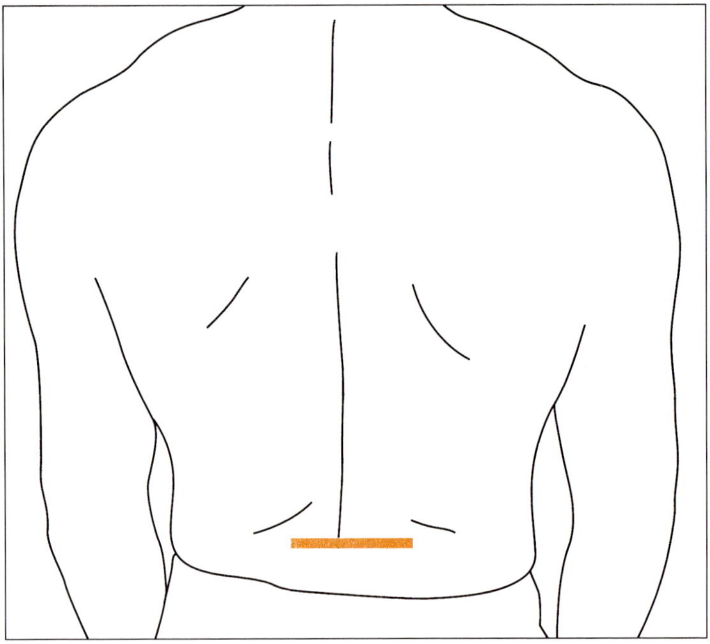

FIG. 160 ST, *probe* sobre região lombar inferior mediana

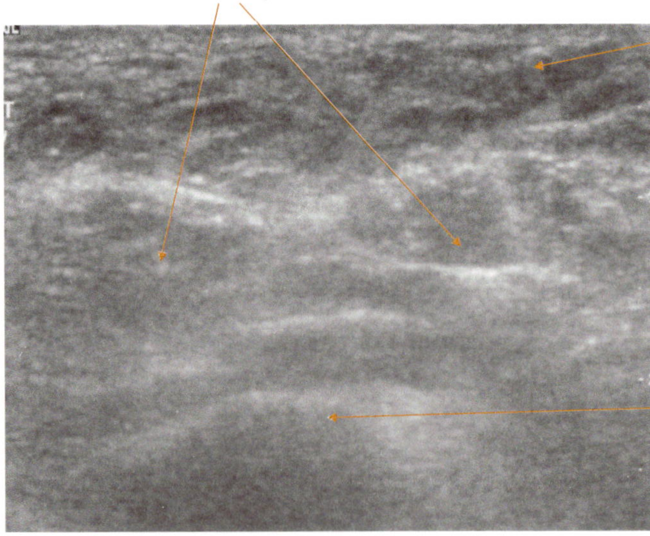

FIG. 161 ST, parede abdominal mediana posterior

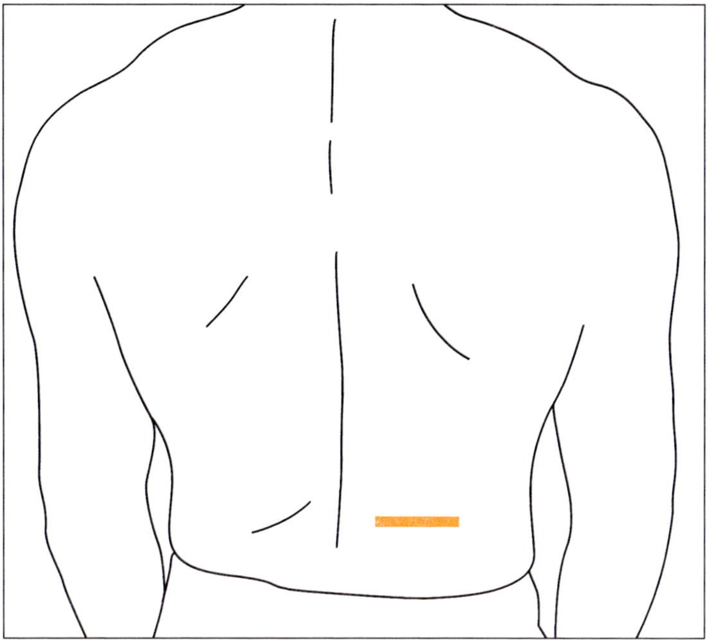

FIG. 162 ST, *probe* à direita da linha mediana

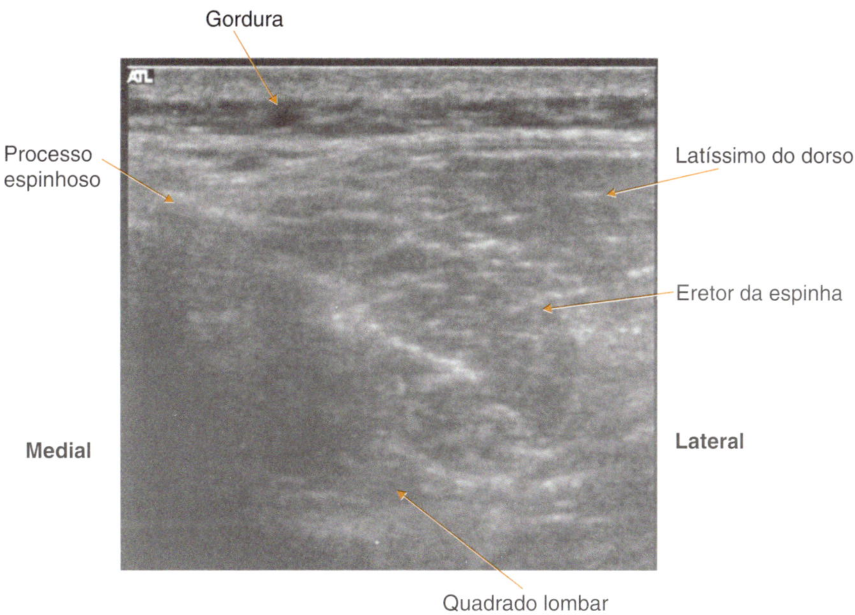

FIG. 163 ST, região lombar

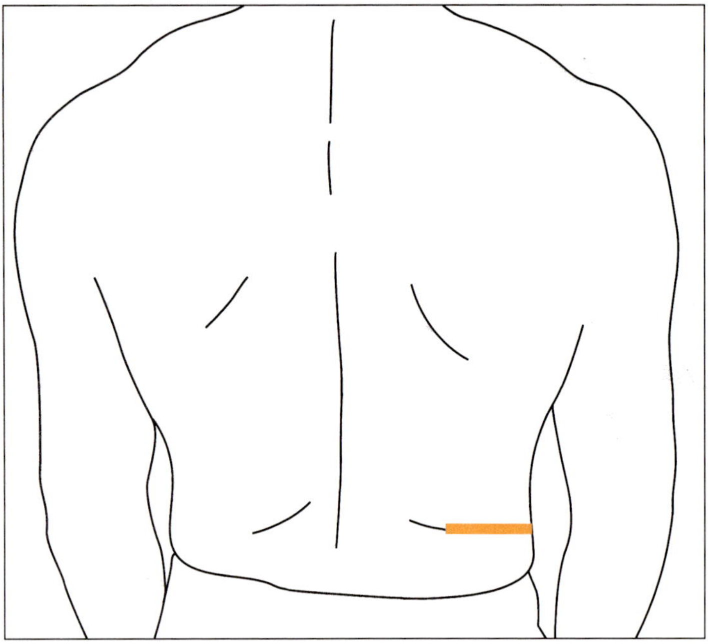

FIG. 164 ST, *probe* sobre o flanco posterior

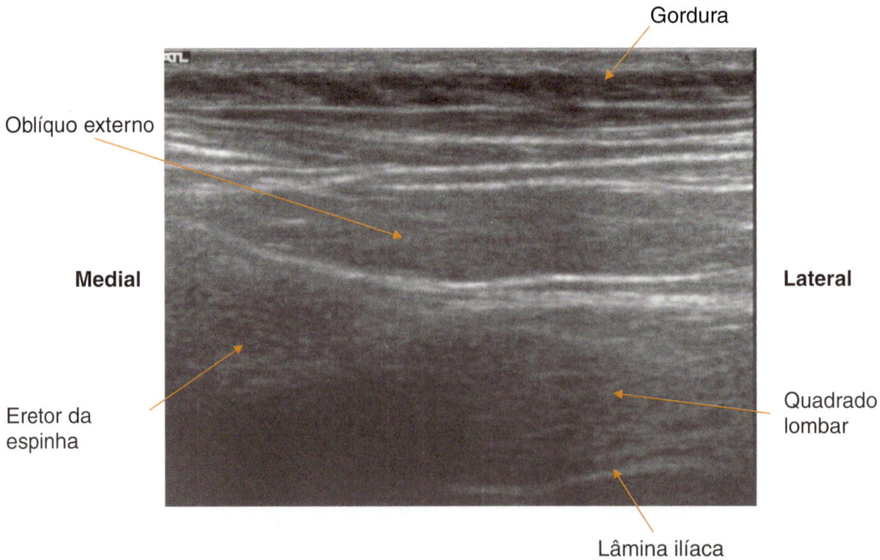

FIG. 165 ST, área lombar

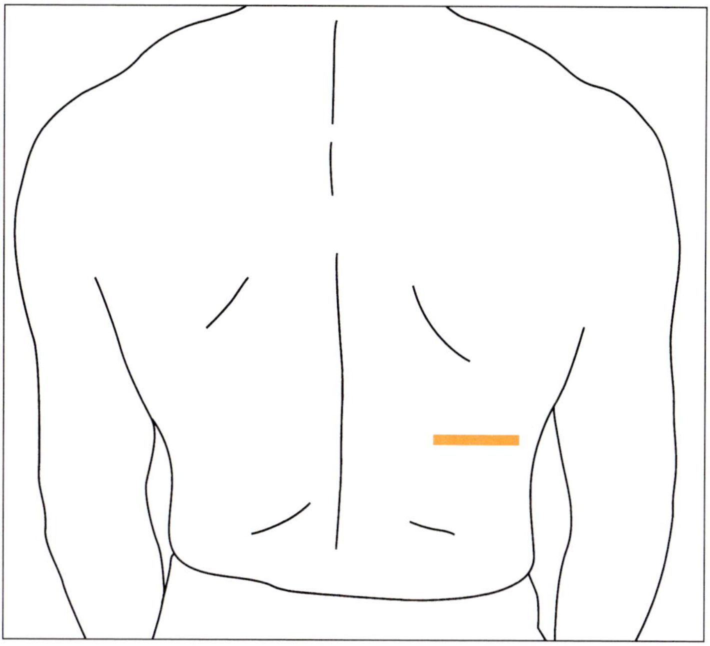

FIG. 166 ST, *probe* sobre o triângulo lombar

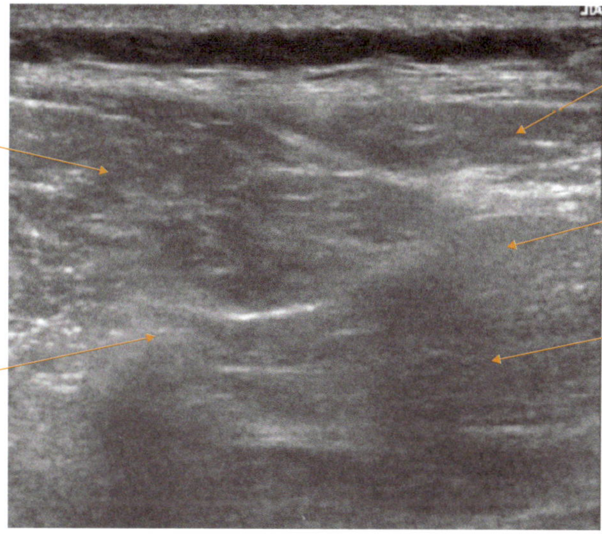

FIG. 167 ST, triângulo lombar

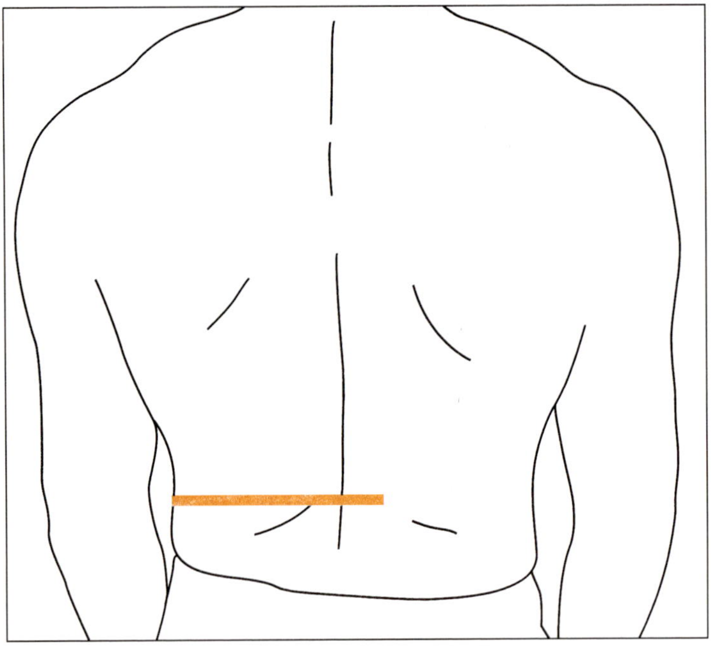

FIG. 168 ST panorama, região lombar

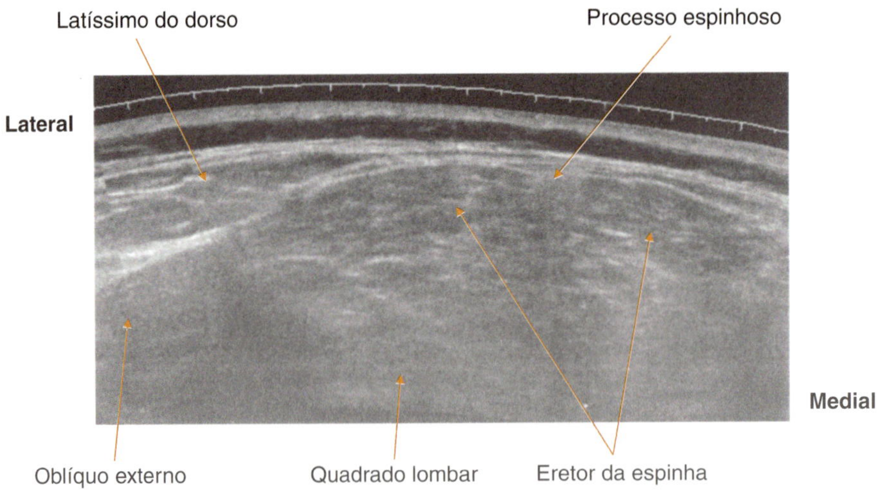

FIG. 169 ST panorama, região lombar

Virilha

(Figuras 170 e 171)

- Ligamento inguinal
  - A borda livre inferior da aponeurose oblíqua externa entre o tubérculo púbico e a espinha ilíaca ântero-superior.
- Canal inguinal
  - Parede anterior: aponeurose oblíqua externa, reforçada pelo oblíquo interno.
  - Parede posterior: fáscia transversal, reforçada pelo tendão conjunto medialmente.

Conteúdo: cordão espermático ou ligamento redondo, nervos genitofemoral, ilioinguinal e simpáticos, artérias testicular, cremastérica e do ducto deferente.

Anotações

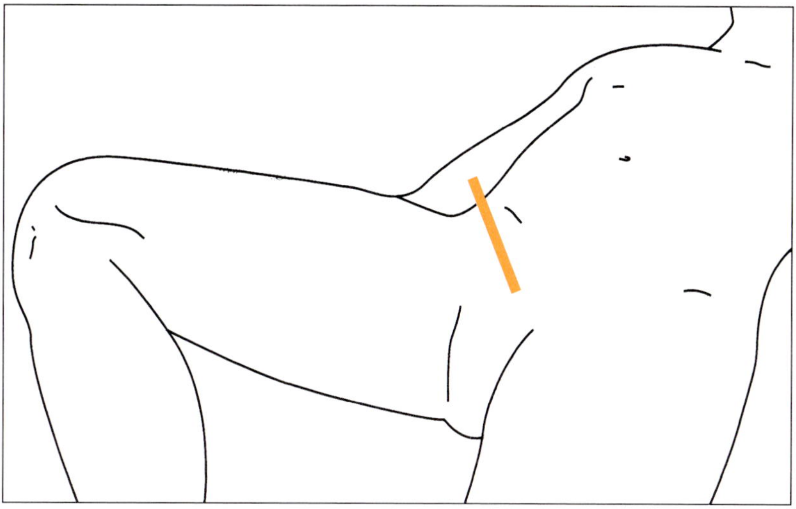

FIG. 170 ST panorama, ao longo do ligamento inguinal

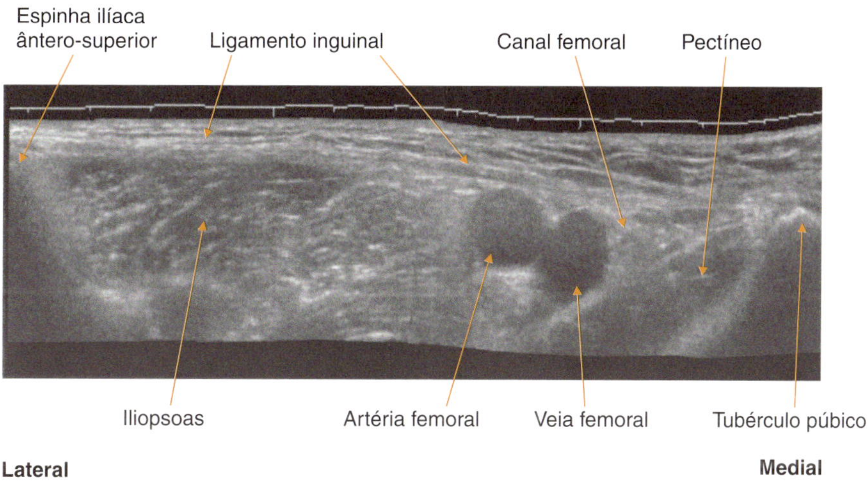

FIG. 171 ST panorama, ligamento inguinal

Triângulo femoral: limites

(Figuras 172 e 173)

- Superior: ligamento inguinal.
- Lateral: sartório.
- Medial: adutor longo.
- Soalho: adutor longo e pectíneo.

Conteúdo: bainha femoral, nervo femoral.

A bainha femoral é uma extensão para baixo da fáscia extraperitoneal para dentro da coxa.

Conteúdo

- Lateral: artéria femoral.
- Central: veia femoral.
- Medial: gordura, linfáticos (canal femoral). Isto se comunica superiormente pelo anel femoral com a fáscia extraperitoneal abdominal.

Anotações

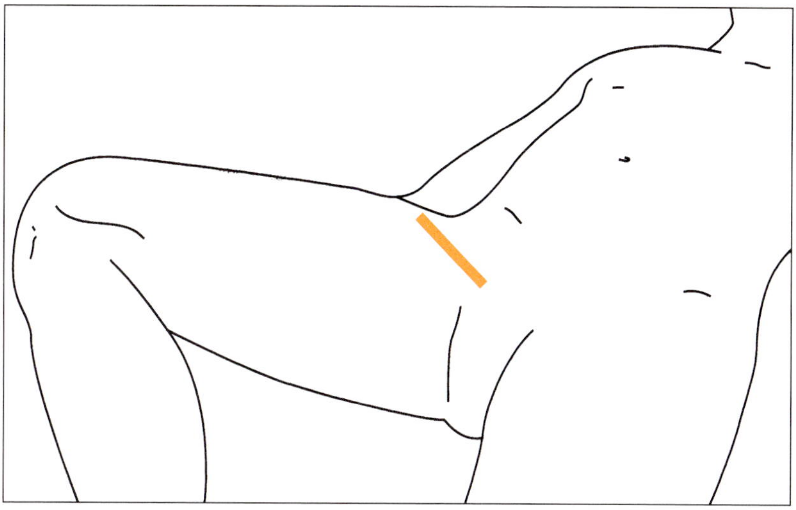

FIG. 172 ST do triângulo femoral. Perna abduzida

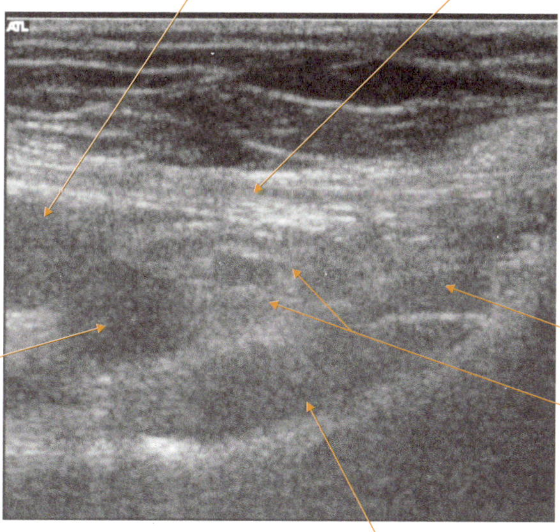

FIG. 173 ST, bainha femoral

Inserção do reto

(Figuras 174 e 175)

Anotações

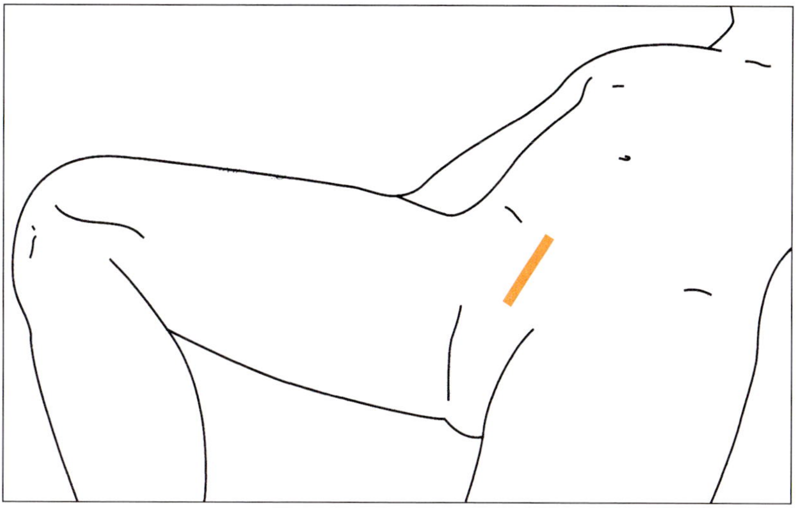

FIG. 174 SL, *probe* sobre a sínfise

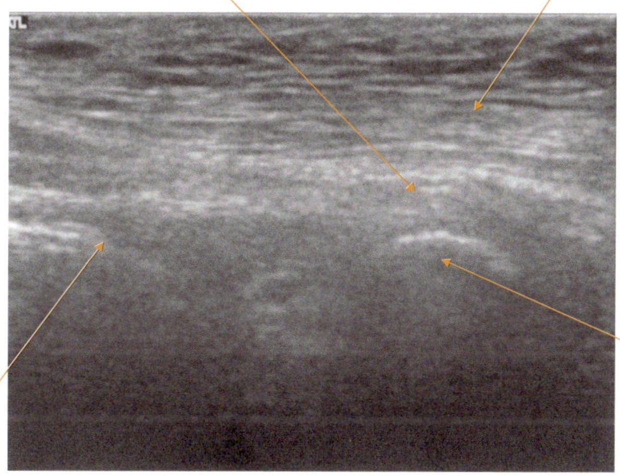

FIG. 175 SL, inserção do reto na sínfise

Sínfise púbica

(Figuras 176 e 177)

A sínfise púbica é unida por disco fibrocartilaginoso e ligamentos interpúbicos

Anotações

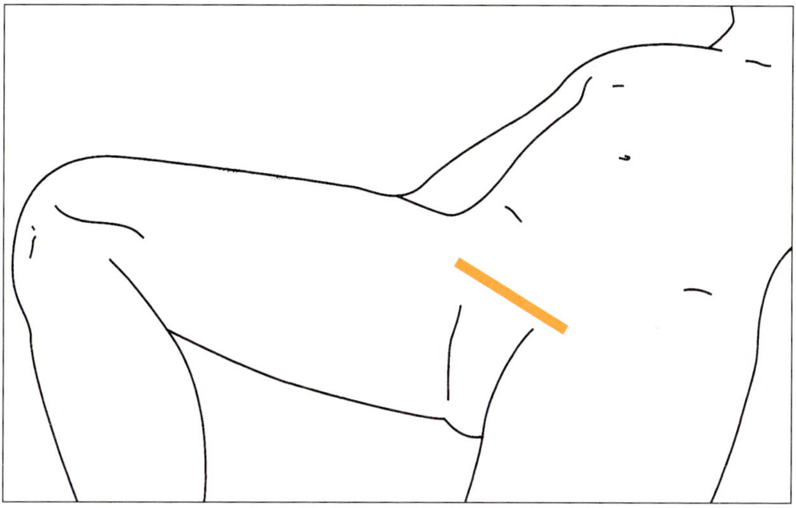

FIG. 176 ST, *probe* sobre a sínfise

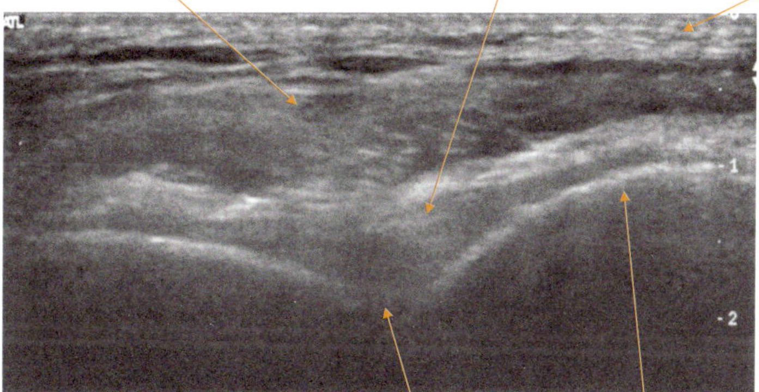

FIG. 177 ST, inserção do reto distal

Tendão conjunto/anel superficial

(Figuras 178 e 179)

O anel superficial é uma deficiência na aponeurose do músculo oblíquo externo, no ponto médio do ligamento inguinal, lateral ao tendão conjunto.

Anotações

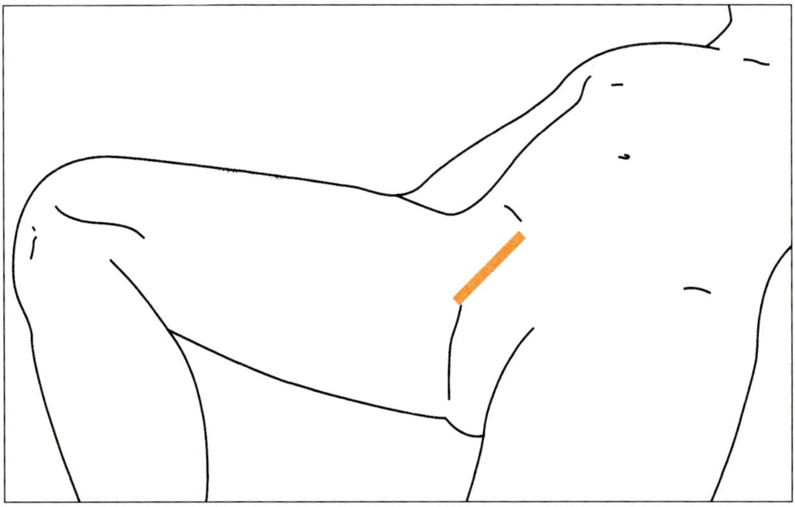

FIG. 178 SL, *probe* lateral para tendão reto

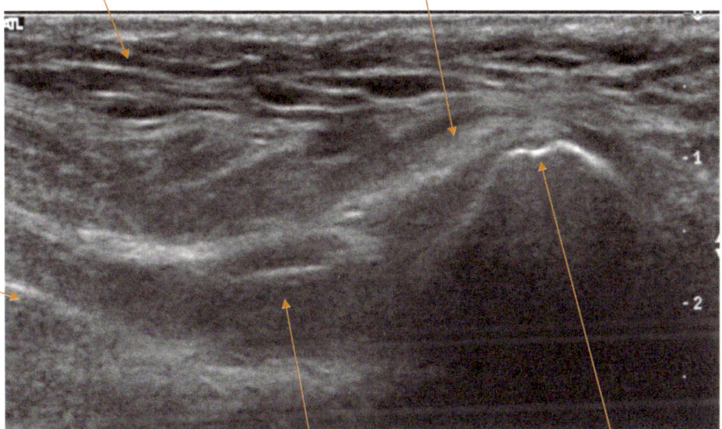

FIG. 179 SL, tendão conjunto

Anel profundo: lateral aos vasos epigástricos

(Figuras 180 e 181)

Anotações

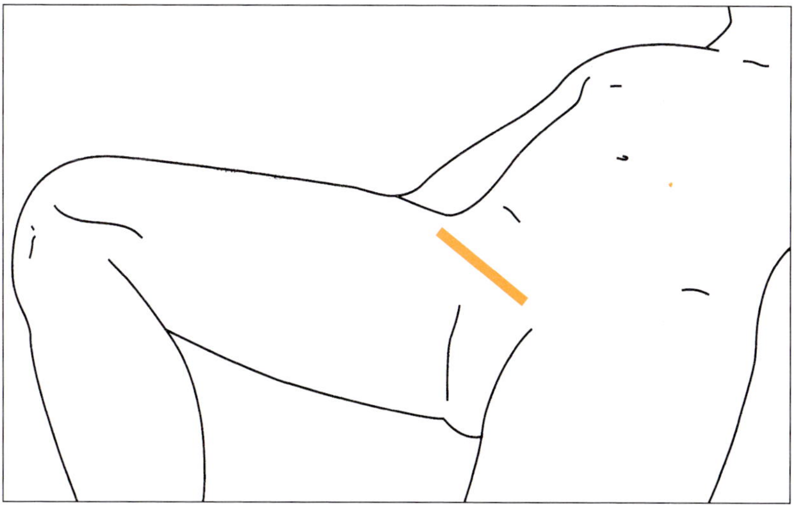

FIG. 180 ST, *probe* superior ao ligamento inguinal angulado paralelamente ao ligamento

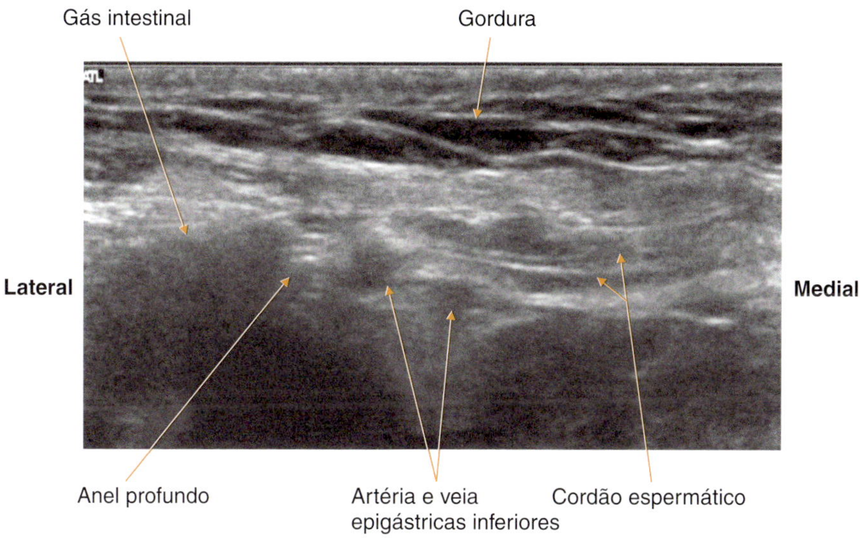

FIG. 181 ST, anel profundo oblíquo

Quadril

Articulação sinovial de bola e soquete

(Figuras 182 e 183)

Anterior

- Iliopsoas e pectíneo separam a articulação dos vasos e nervo femorais.

Anotações

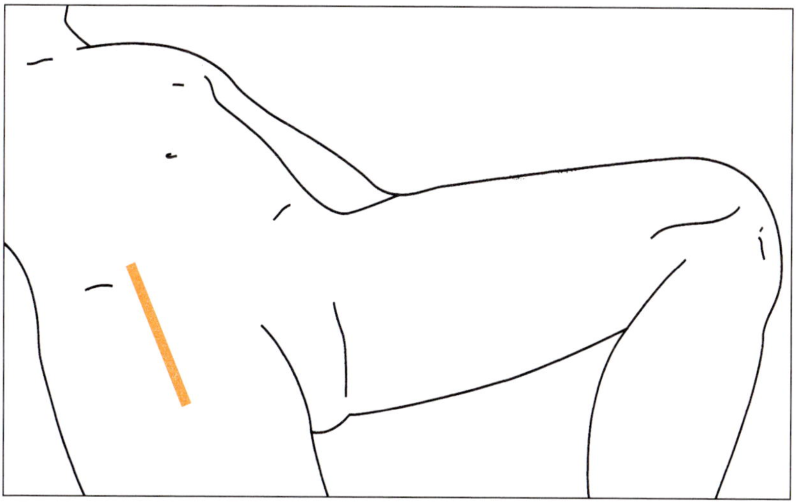

FIG. 182 SL, supino, perna reta

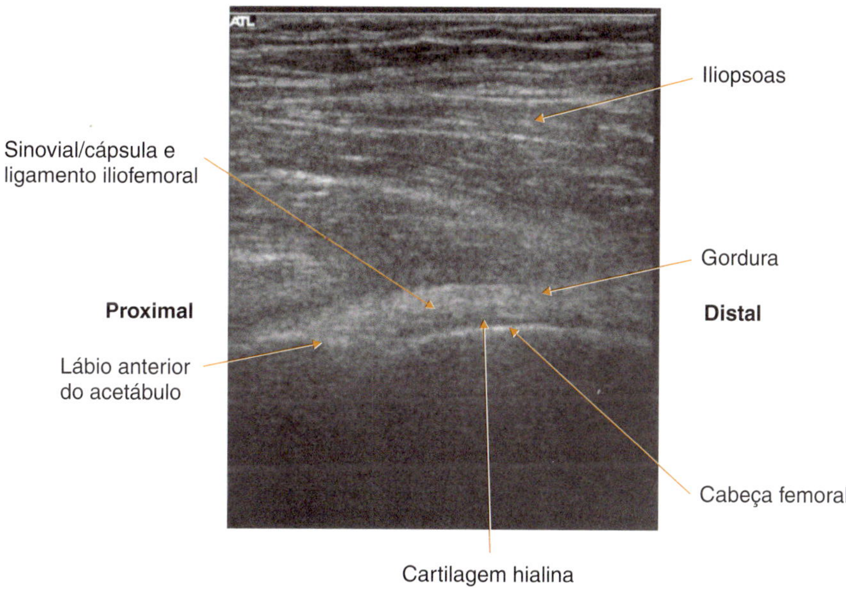

FIG. 183 SL, quadril anterior

Colo do fêmur

(Figuras 184–187)

Anotações

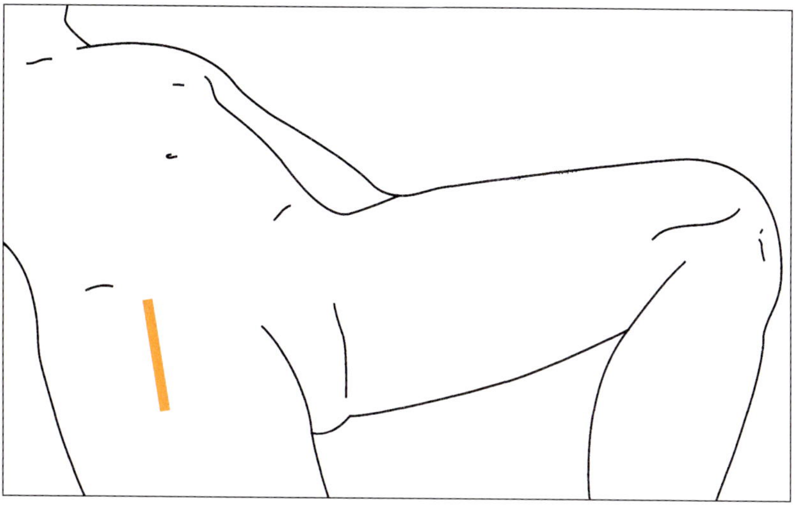

FIG. 184 SL, supino, perna reta, *probe* ligeiramente distal à cabeça femoral, angulado ao colo do fêmur

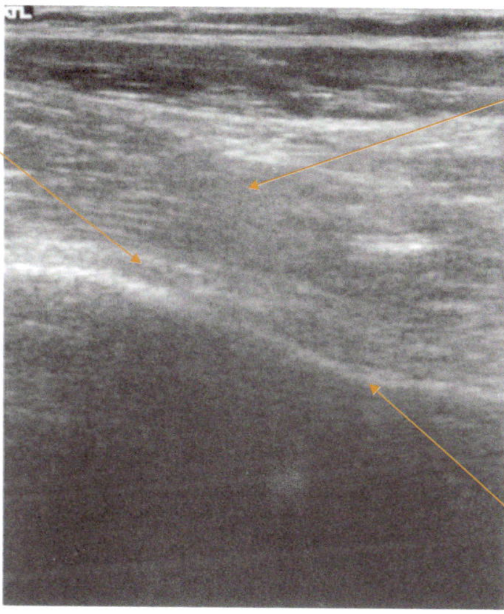

FIG. 185 SL, colo do fêmur anterior

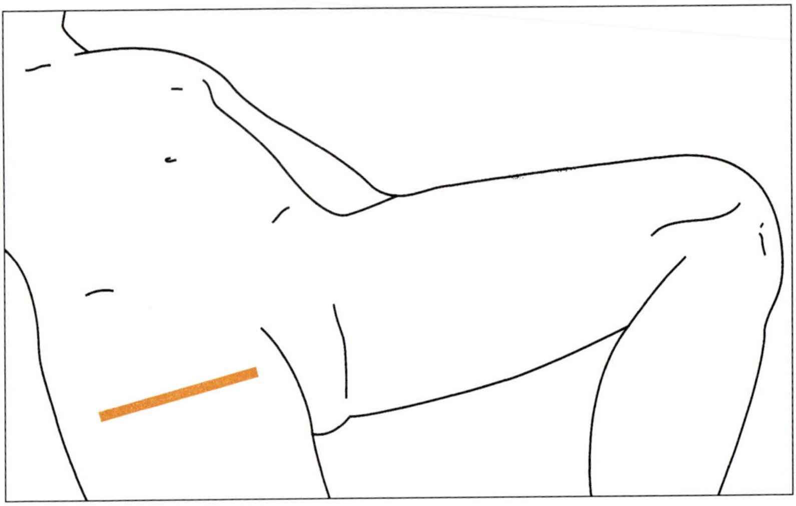

FIG. 186 ST, supino, perna reta, *probe* ligeiramente distal à cabeça femoral

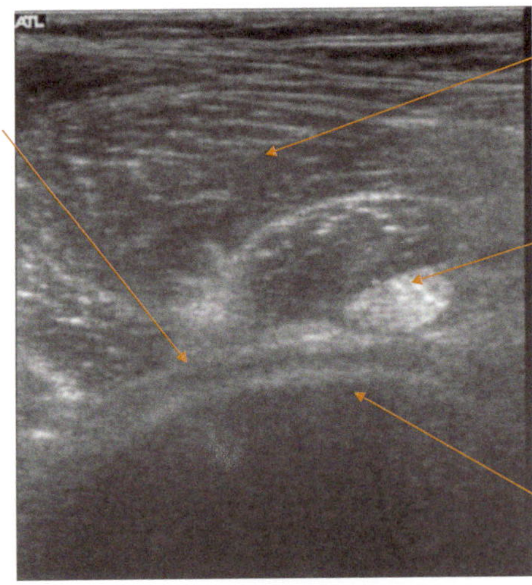

FIG. 187 ST, colo do fêmur anterior

Iliopsoas

(Figuras 188 e 189)

- Inserção distal: trocanter menor
- Sartório: fixação proximal é na espinha ilíaca ântero-superior, inserção distal é na tíbia ântero-medial

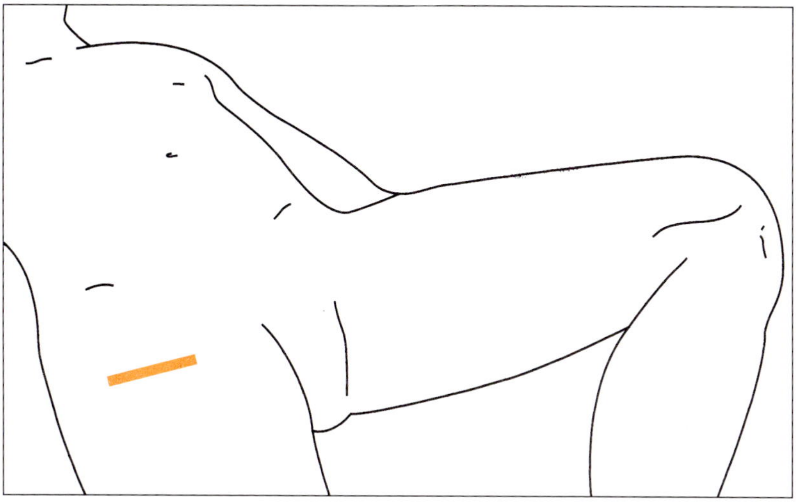

FIG. 188 ST, supino, perna reta

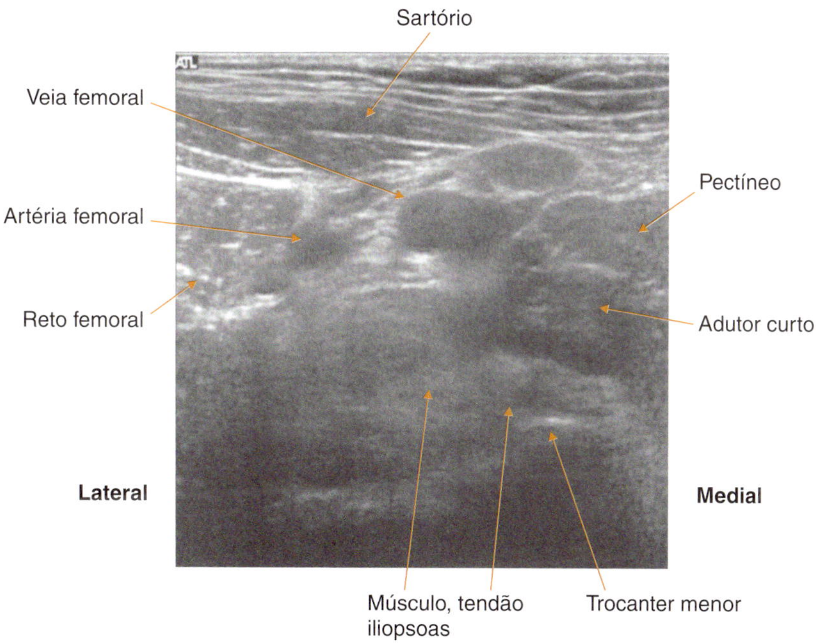

FIG. 189 ST, inserção distal do psoas

Panorama do quadril anterior

(Figuras 190–193)

Anotações

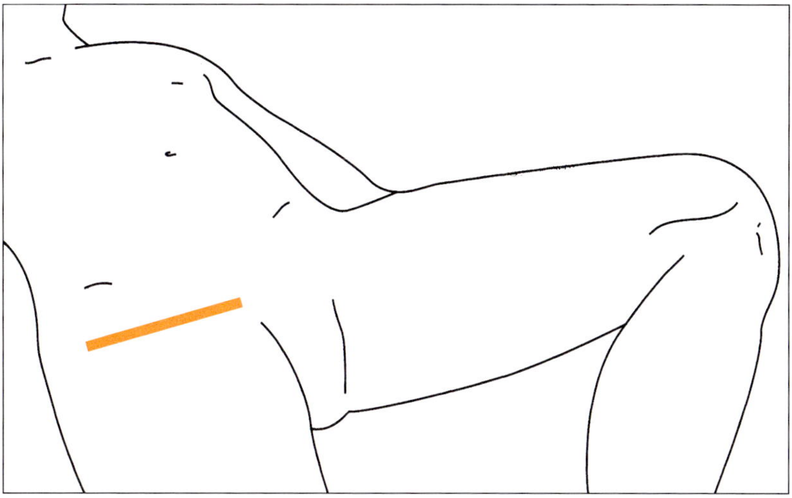

FIG. 190 ST, supino

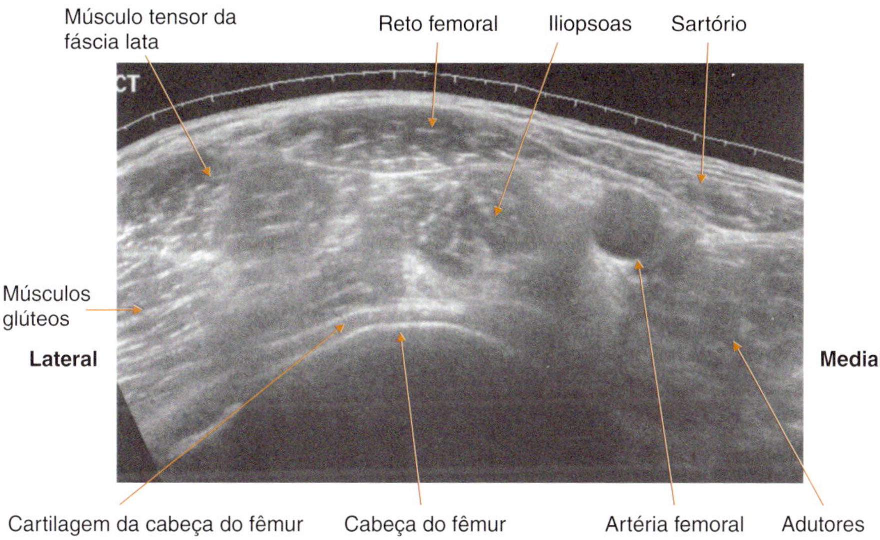

FIG. 191 ST panorama, quadril anterior

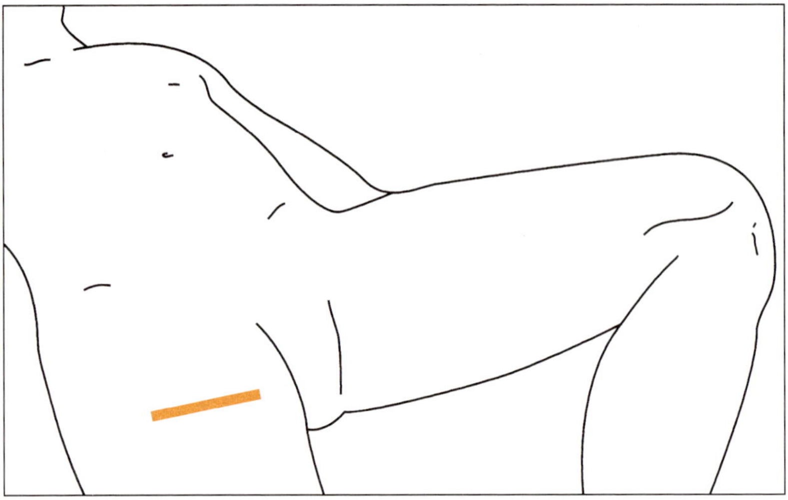

FIG. 192 ST, *probe* sobre o trocanter menor

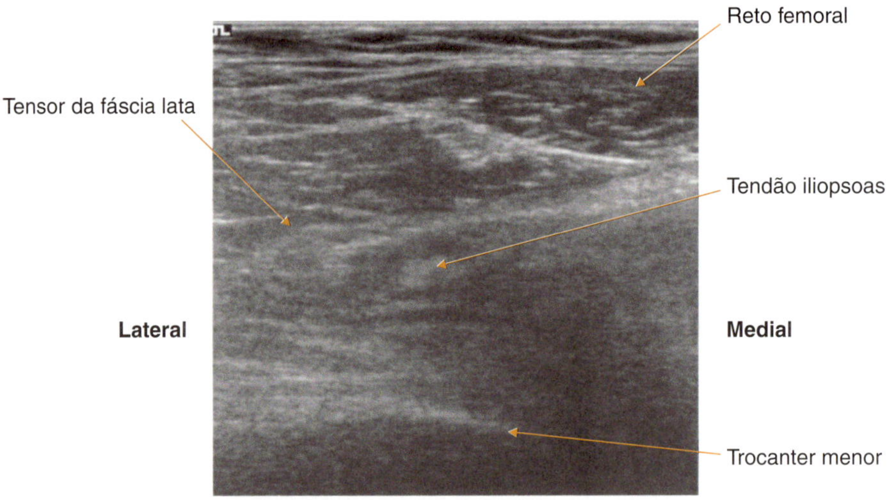

FIG. 193 ST, quadril – trocanter menor

Trocanter maior

(Figuras 194 e 195)

- Tensor da fáscia lata
  - Origem: crista ilíaca.
  - Inserção: trato iliotibial.
- Glúteo máximo
  - Origem: ílio, sacro, cóccix.
  - Inserção: trato iliotibial, tuberosidade glútea do fêmur.
- Bolsa trocantérica
  - Profunda à fáscia lata e glúteo.

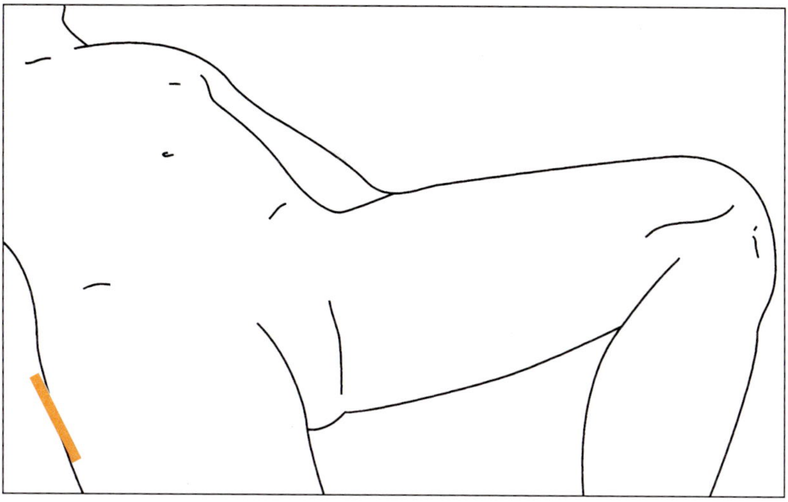

FIG. 194 SL, supino, *probe* lateral sobrejacente ao trocanter maior

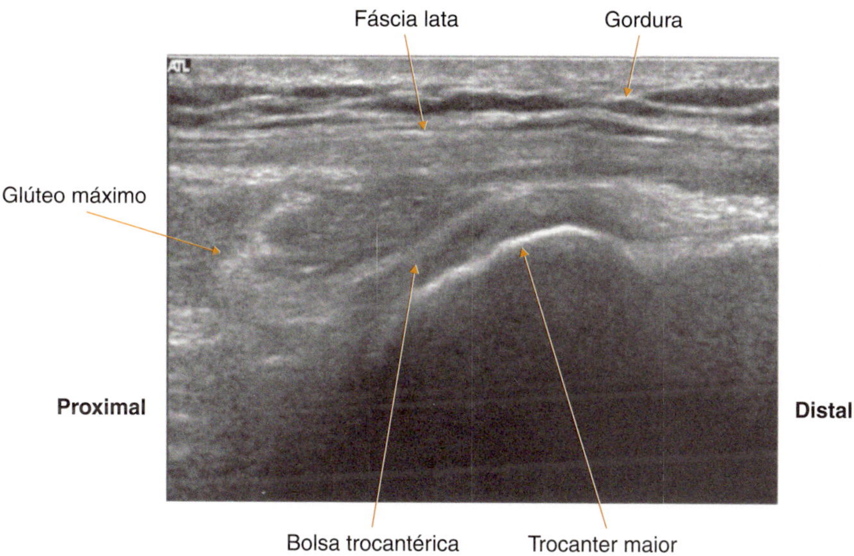

FIG. 195 SL, trocanter maior

Adutores

(Figuras 196 e 197)

- Adutor longo
  - Origem: corpo anterior do púbis.
- Adutor curto
  - Origem: corpo e ramo inferior do púbis.
- Adutor magno
  - Origem: ramo isquiopúbico.

Anotações

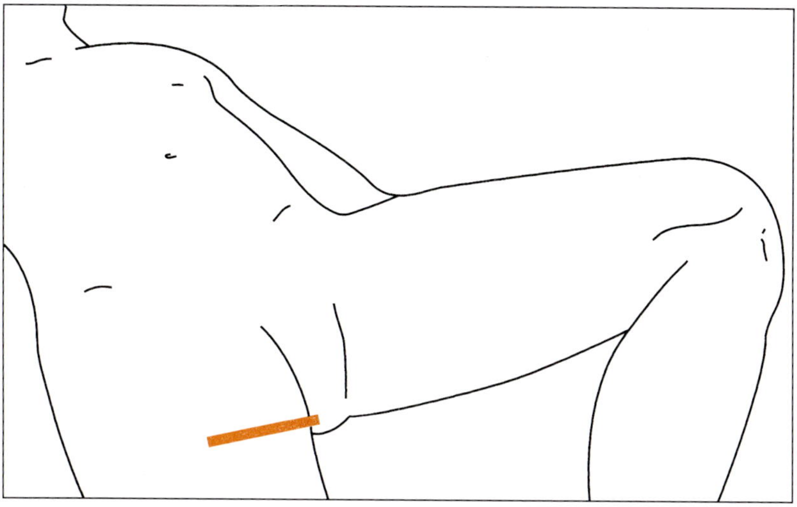

FIG. 196 ST, *probe* na coxa ântero-medial. A perna pode ser semiflexionada e abduzida como posição alternativa

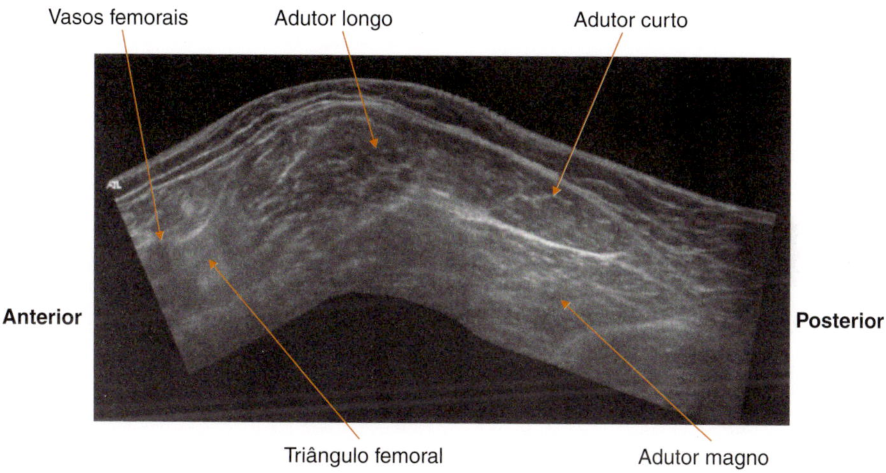

FIG. 197 ST panorama, adutores do quadril

Origem dos adutores – SL

(Figuras 198 e 199)

Anotações

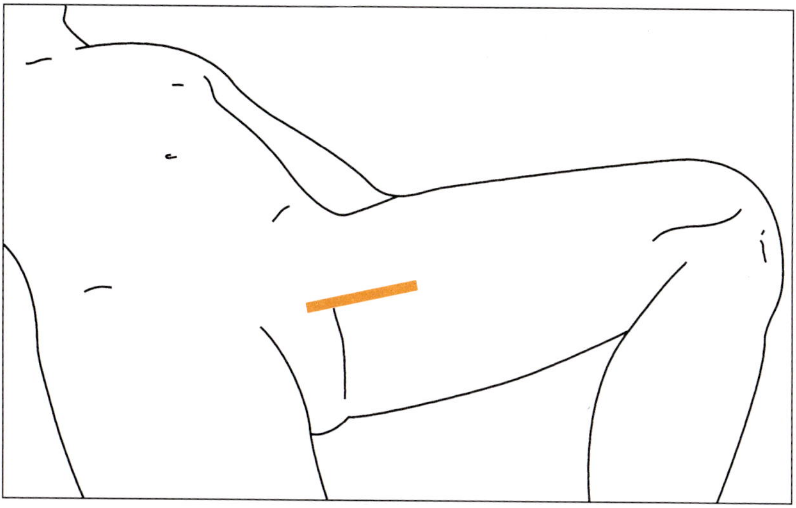

FIG. 198 SL, perna abduzida

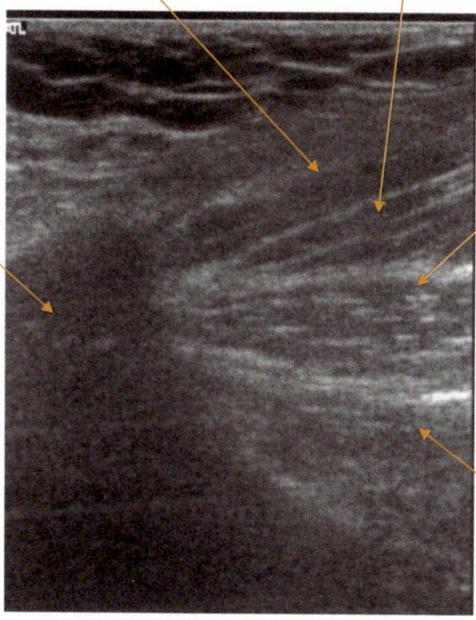

FIG. 199 SL, origem dos adutores do quadril

Origem dos adutores/coxa ântero-medial

(Figuras 200 e 201)

- Pectíneo
  - Origem: linha pectínea, púbis ao trocanter menor/linha áspera.
- Adutor longo
  - Púbis anterior à linha áspera.
- Adutor curto
  - Corpo e ramo inferior do púbis à linha áspera.
- Adutor magno
  - Ramo e tuberosidade isquiática à linha áspera e tubérculo adutor no côndilo femoral medial.
- Grácil
  - Ramo púbico à tíbia ântero-medial.

Anotações

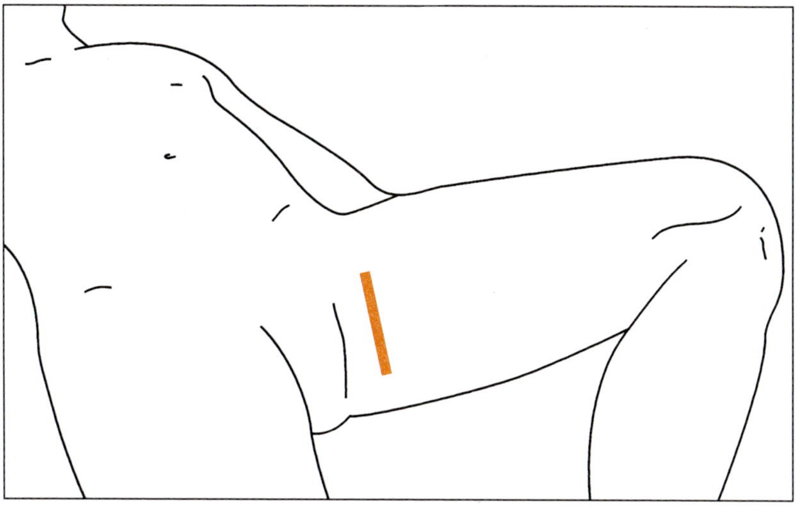

FIG. 200 ST, perna abduzida

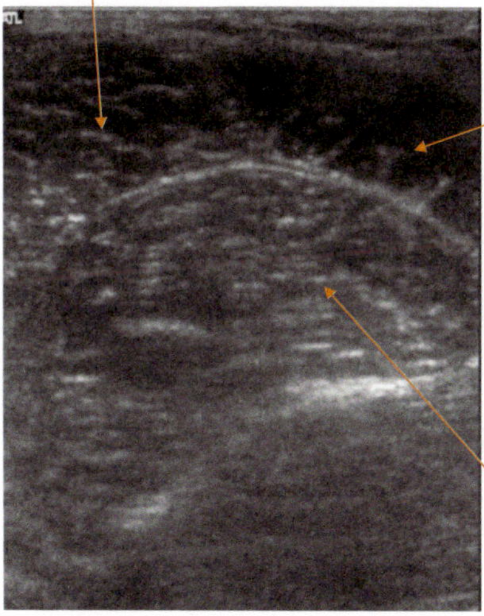

FIG. 201 ST, adutores do quadril

Reto femoral

(Figuras 202 e 203)

- Origem: espinha ilíaca ântero-inferior e ílio superior ao acetábulo.
  - Inserção: borda superior da patela.

Anotações

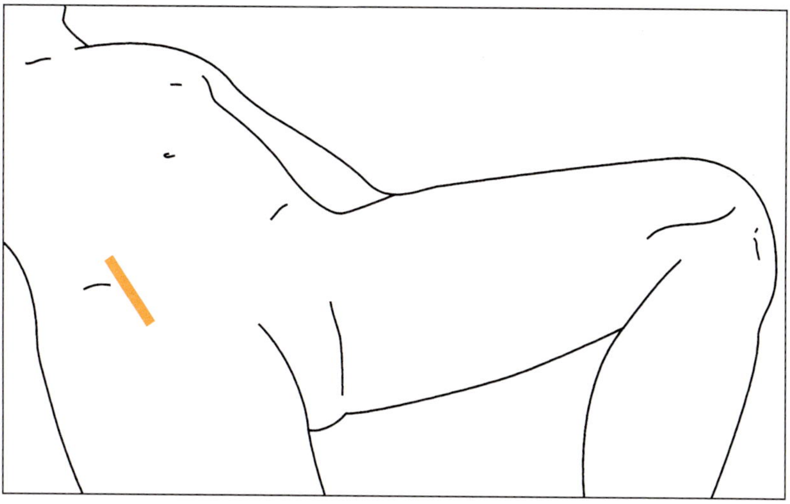

FIG. 202 SL, supino, proximal à articulação do quadril

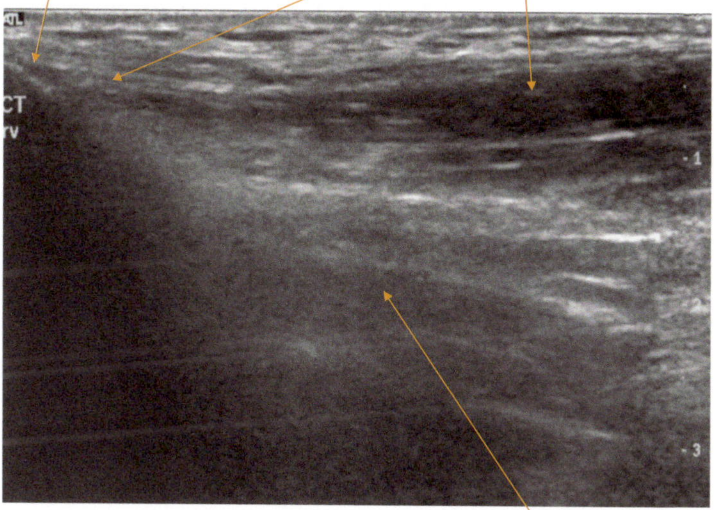

FIG. 203 SL, inserção proximal do reto femoral

Reto femoral – ST

(Figuras 204 e 205)

Anotações

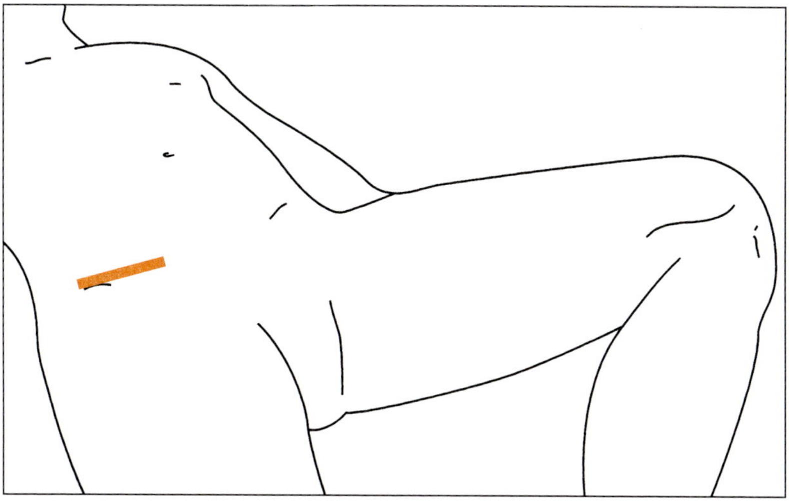

FIG. 204 ST, supino, proximal à articulação do quadril

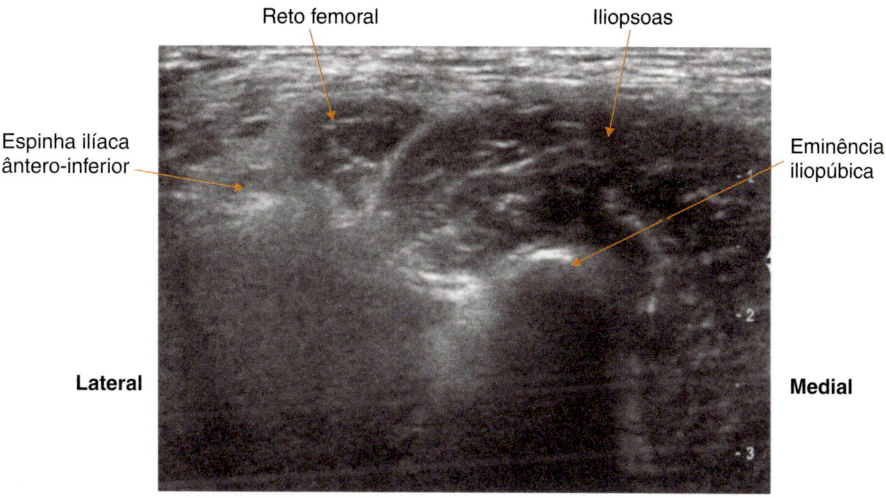

FIG. 205 ST, reto femoral proximal

Músculos isquiotibiais ou posteriores da coxa

(Figuras 206 e 207)

- Origem: (de lateral a medial).
- Semimembranáceo: tuberosidade isquiática.
- Bíceps femoral e semitendíneo: tendão comum a partir da tuberosidade isquiática (cabeça curta do bíceps da linha áspera).

Anotações

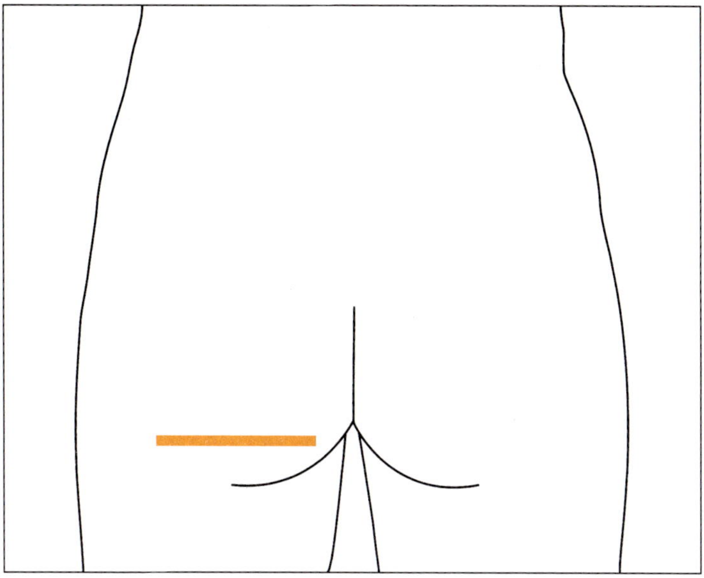

FIG. 206 ST, paciente em pronação, *probe* sobre a tuberosidade isquiática

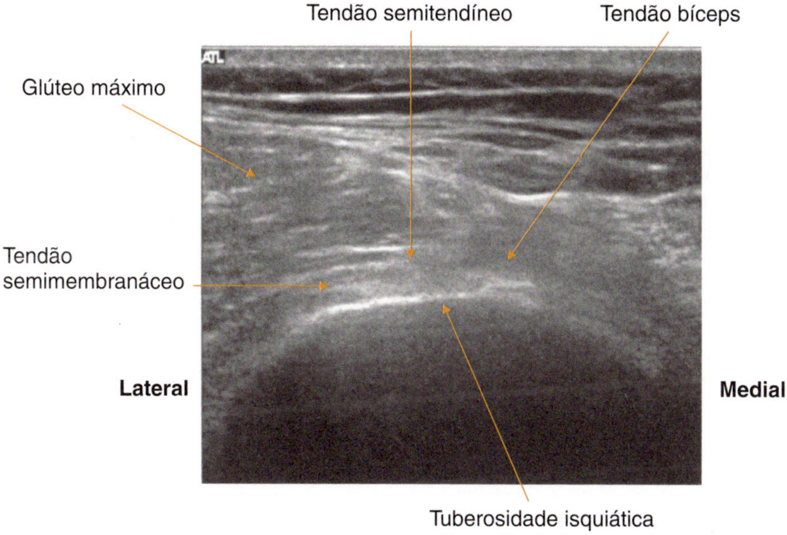

FIG. 207 ST, inserção dos músculos isquiotibiais

Bíceps femoral

(Figuras 208 e 209)

Origem – SL.

Anotações

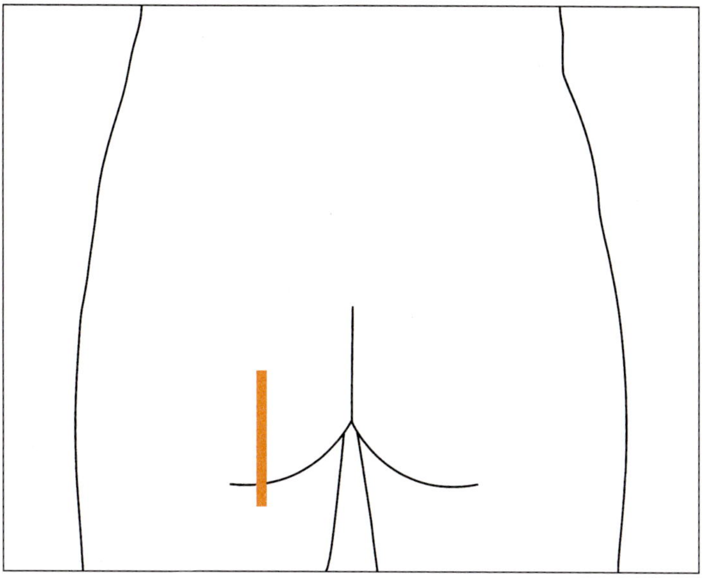

FIG. 208 SL, em pronação, *probe* sobre o meio da tuberosidade isquiática

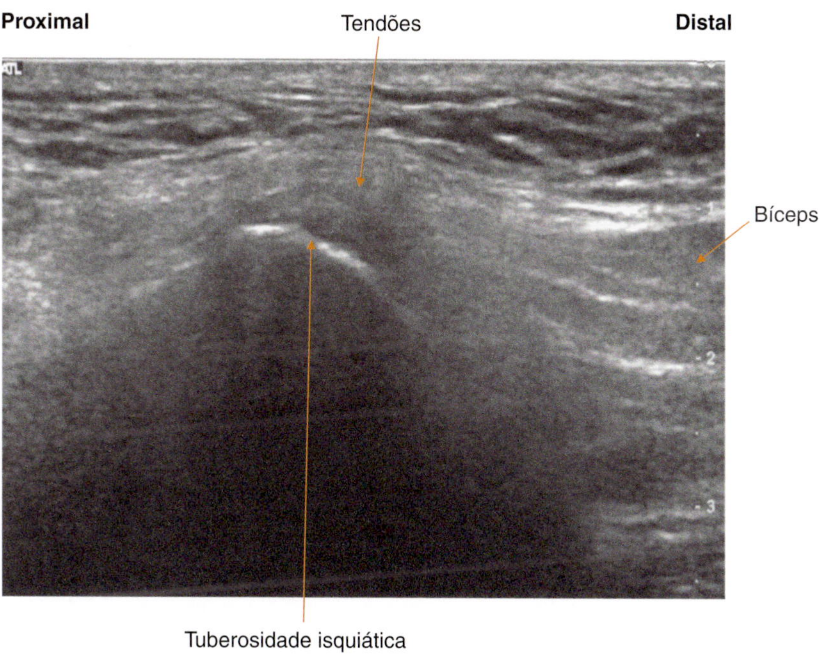

FIG. 209 SL, inserção dos músculos isquiotibiais

Membro inferior

Coxa

Anterior

(Figuras 210–217)

- Sartório
  - *Origem:* espinha ilíaca ântero-superior; *inserção:* tíbia ântero-medial.
- Quadríceps
  - Reto femoral: *origem* – espinha ilíaca ântero-inferior e ílio.
  - Vasto lateral: *origem* – trocanter maior e linha áspera.
  - Vasto medial: *origem* – linha áspera e trocanter menor.
  - Vasto intermédio: *origem* – superfície anterior e lateral do fêmur.

Os músculos quadríceps inserem-se no pólo superior da patela.

Anotações

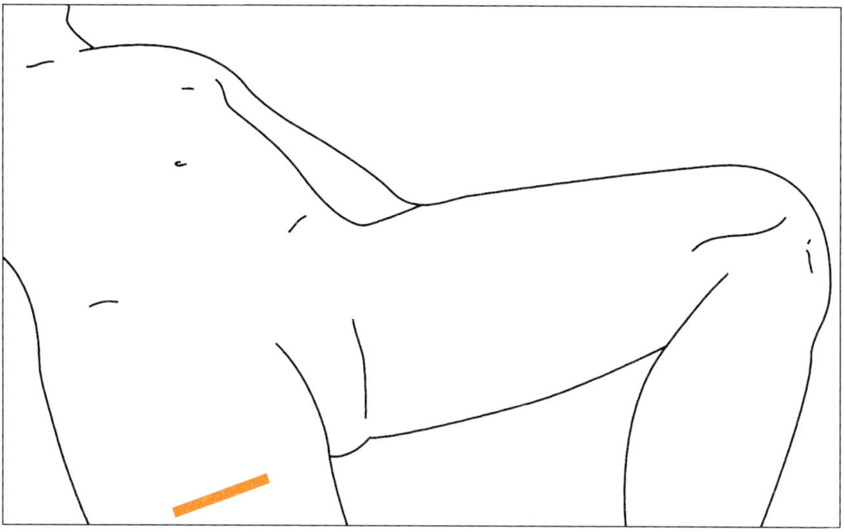

FIG. 210 ST, supino, *probe* sobre a coxa anterior

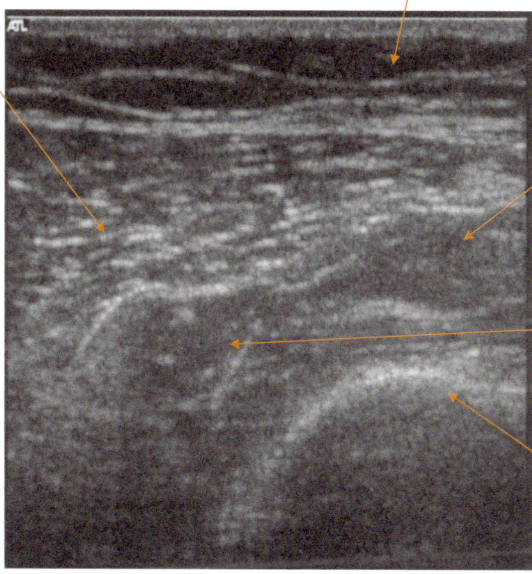

FIG. 211 ST, meio da coxa ântero-lateral

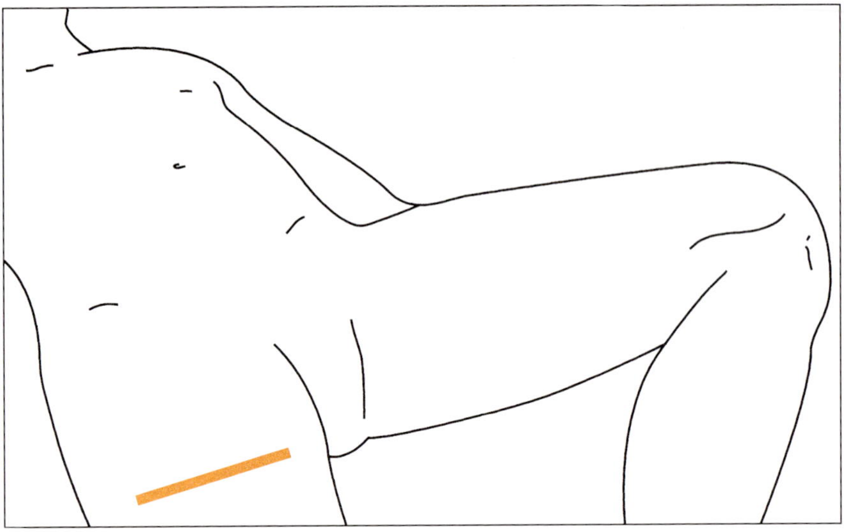

FIG. 212 ST coxa anterior

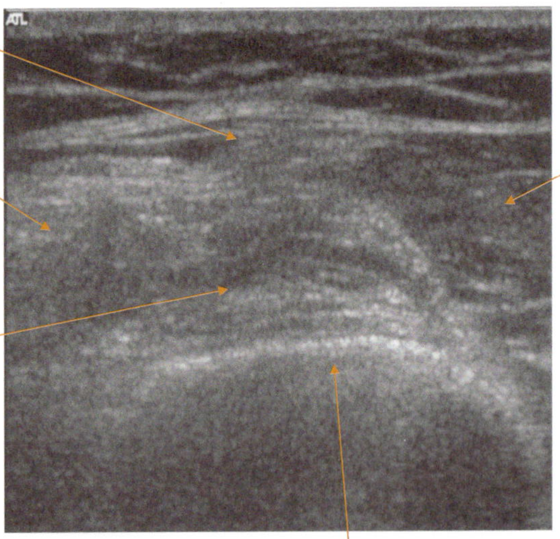

FIG. 213 ST, coxa anterior

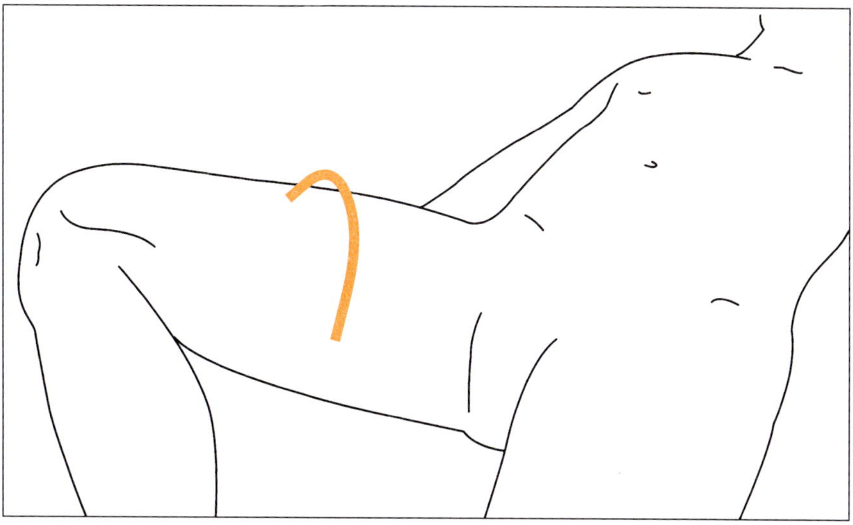

FIG. 214 ST panorama, coxa anterior

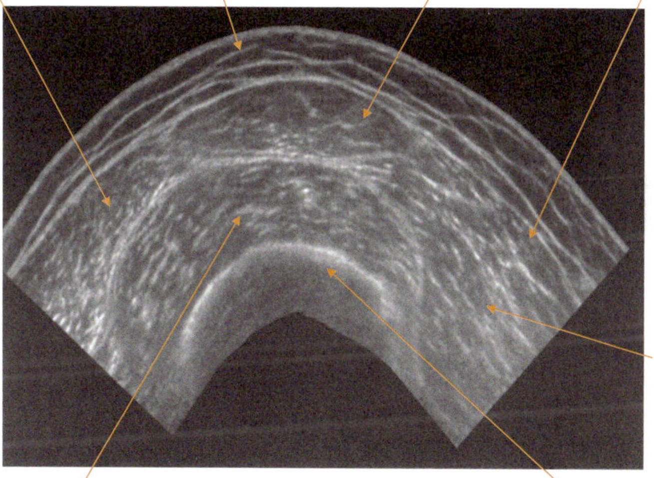

FIG. 215 ST, meio da coxa

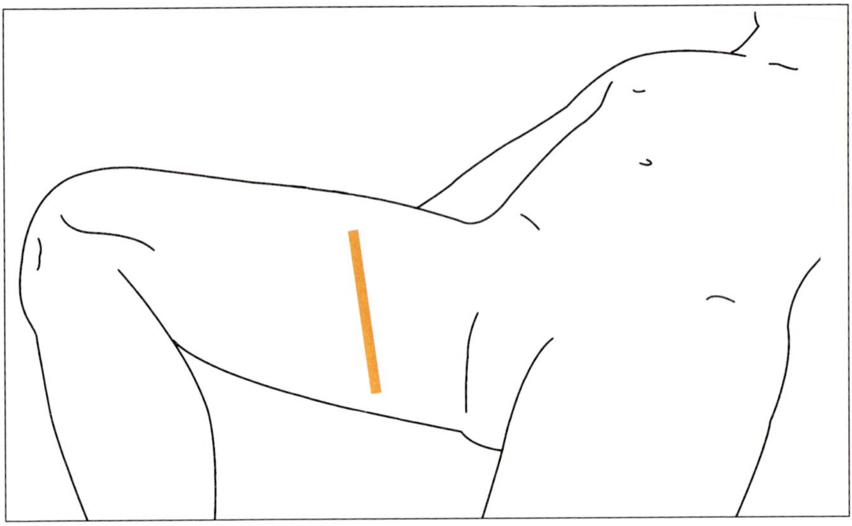

FIG. 216 ST panorama, coxa ântero-medial

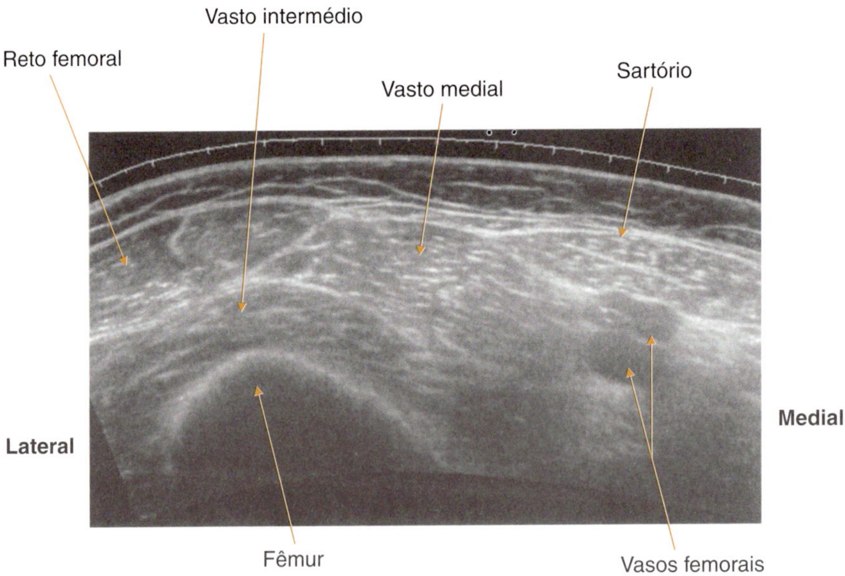

FIG. 217 ST panorama, coxa ântero-medial

Trato iliotibial

(Figuras 218 e 219)

Espessamento largo da fáscia lata originando-se do lábio externo da crista ilíaca e inserindo-se na face ântero-lateral da tíbia. Glúteo máximo e tensor da fáscia lata são fixados nele.

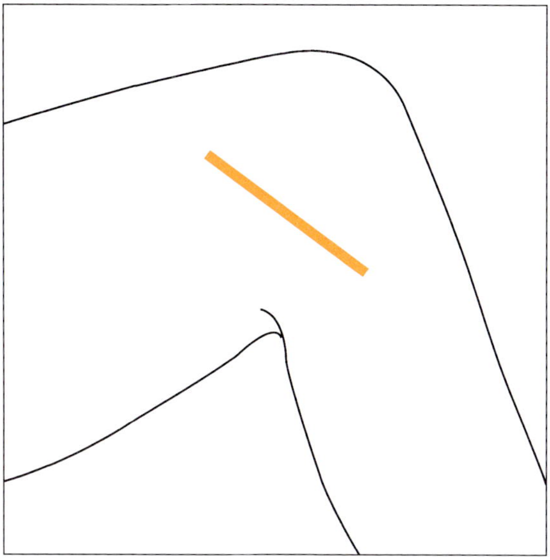

FIG. 218 SL, joelho flexionado, face lateral

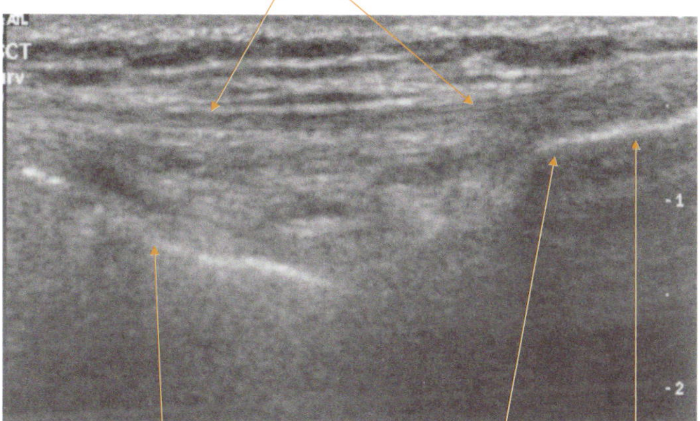

FIG. 219 SL, trato iliotibial, distal

Coxa posterior

(Figuras 220 e 221)

Músculos isquiotibiais, posteriores da coxa

- Semimembranáceo
  - Inserção: côndilo tibial póstero-medial.
- Semitendíneo
  - Inserção: tíbia medial (pata de ganso).
- Bíceps femoral
  - Inserção: ápice da fíbula.

Anotações

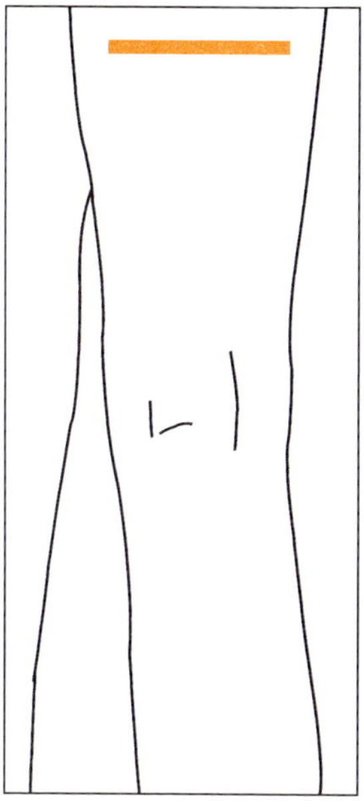

FIG. 220 ST, pronação, coxa posterior

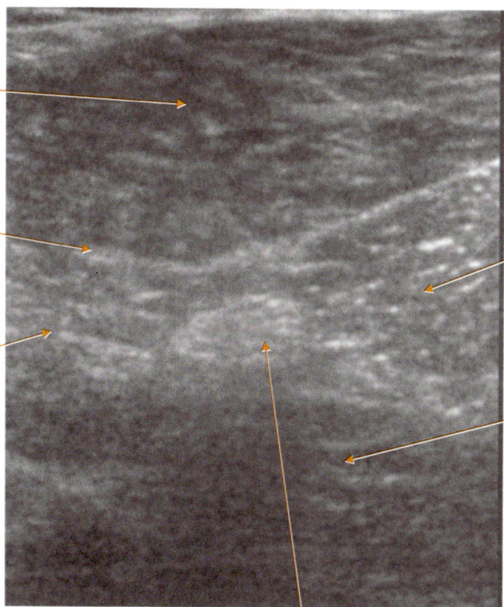

FIG. 221 ST, meio da coxa posterior

Nervo ciático
(Figuras 222 e 223)

Este nervo é coberto pelos músculos glúteo máximo e isquiotibiais e está situado sobre o ísquio, obturador interno, quadrado femoral e adutor magno.

Anotações

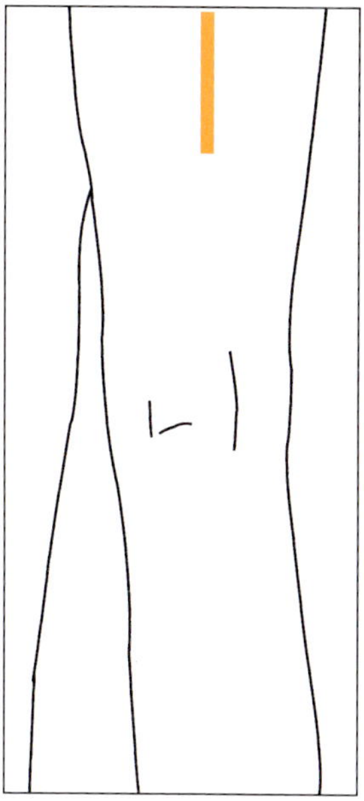

FIG. 222 SL, pronação, coxa posterior

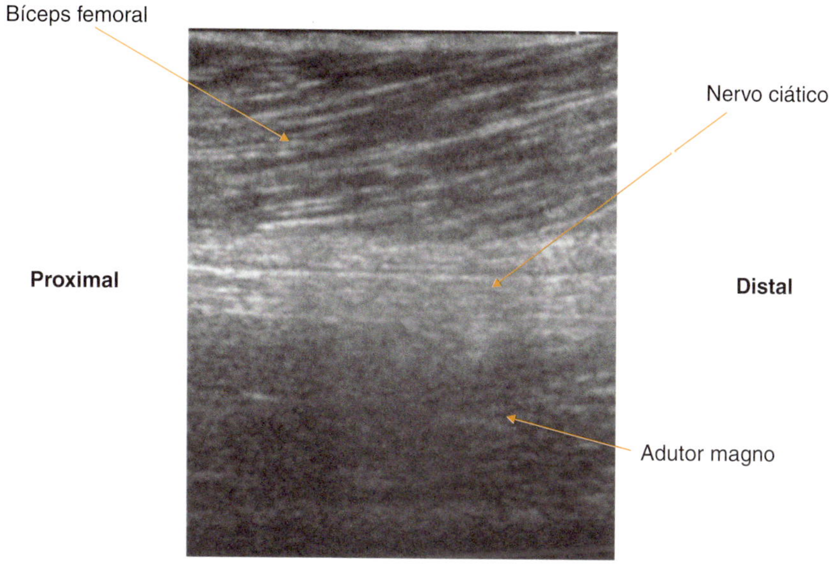

FIG. 223 SL, meio da coxa posterior

Canal do adutor

(Figuras 224 e 225)

Os vasos femorais passam através da abertura no adutor magno imediatamente acima do tubérculo adutor para o joelho posterior.

Anotações

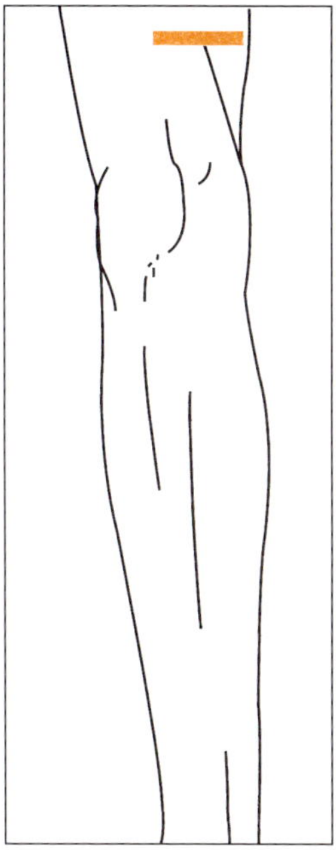

FIG. 224 ST, supino, *probe* ântero-medial

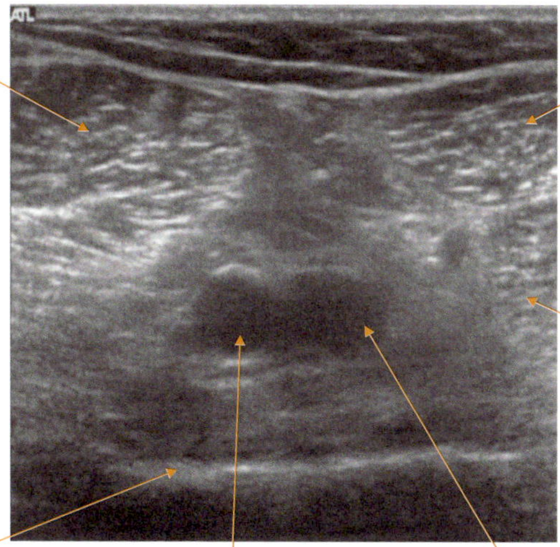

FIG. 225 ST, coxa medial anterior distal, canal adutor

Joelho

Articulação sinovial com dobradiça modificada.

Joelho anterior

(Figuras 226–233)

Tendão quadríceps – reto femoral, vastos lateral, medial, intermédio.
Tendão patelar – expansão musculotendinosa única desde a patela inferior à tuberosidade tibial.

Bolsas

- Pré-patelar superficial
  - Superficial à patela inferior e tendão patelar proximal.
- Infrapatelar profunda
  - Profunda ao tendão da patela, separando-o da tíbia.

Anotações

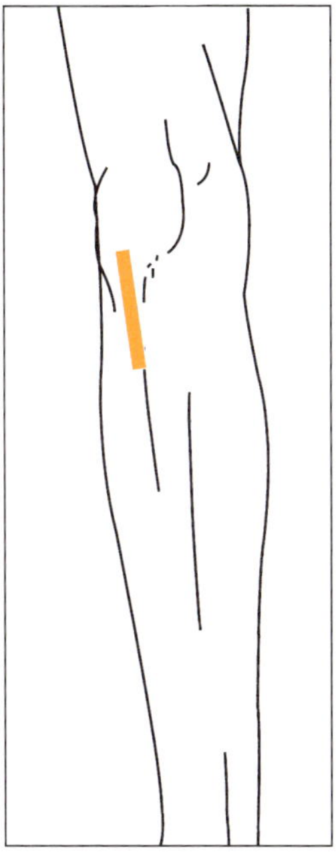

FIG. 226 SL, *probe* distal à patela. Contrair quadríceps ou flexionar joelho para retificar o tendão, evitando anisotropia

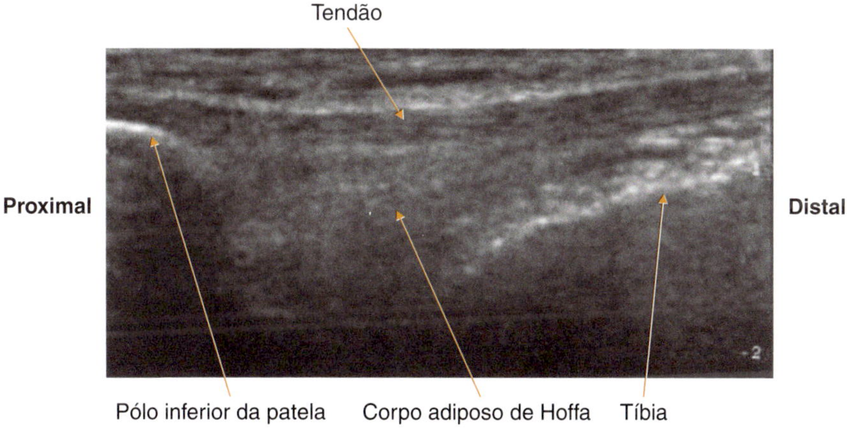

FIG. 227 SL, inserção proximal do tendão patelar

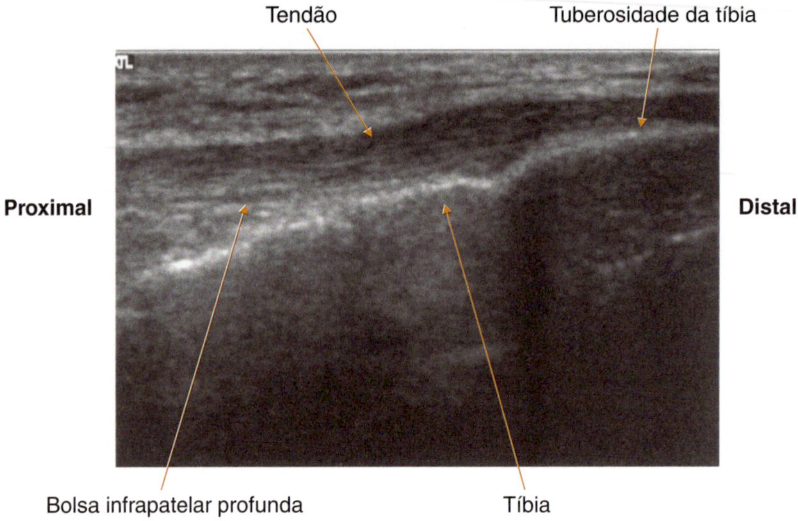

FIG. 228 SL, tendão patelar, inserção tibial

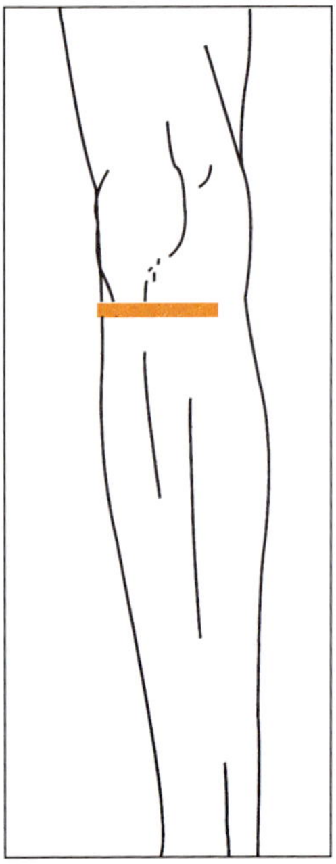

FIG. 229 ST, *probe* proximal à tuberosidade tibial

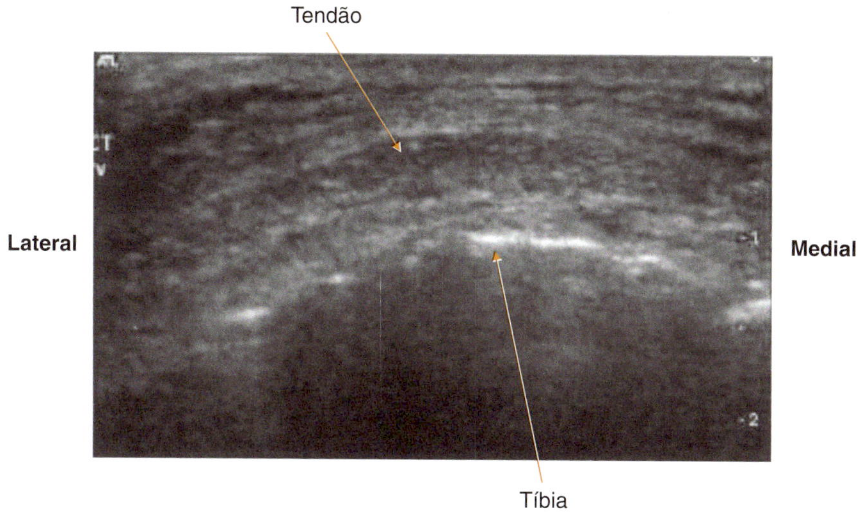

FIG. 230 ST, tendão patelar, inserção tibial

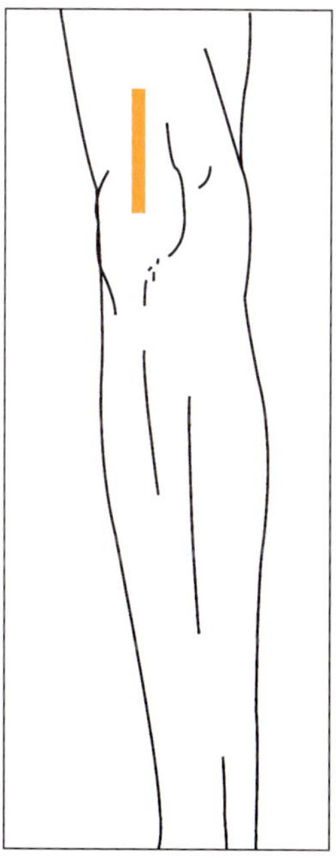

FIG. 231 SL do tendão quadríceps, *probe* proximal ao pólo superior da patela

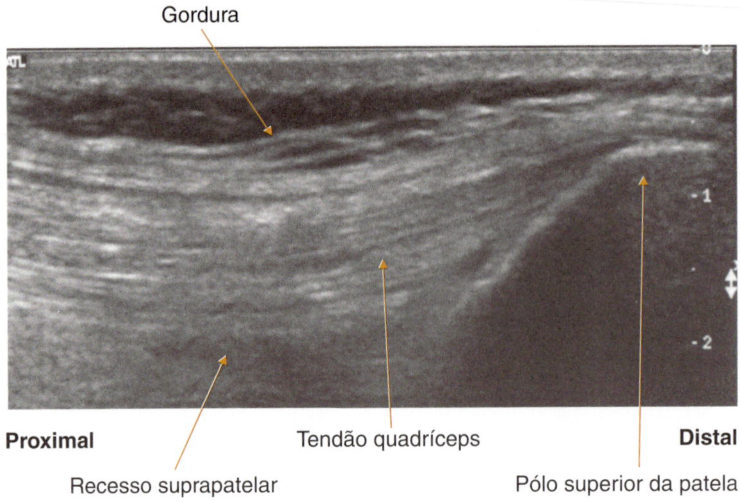

FIG. 232 SL, tendão quadríceps distal

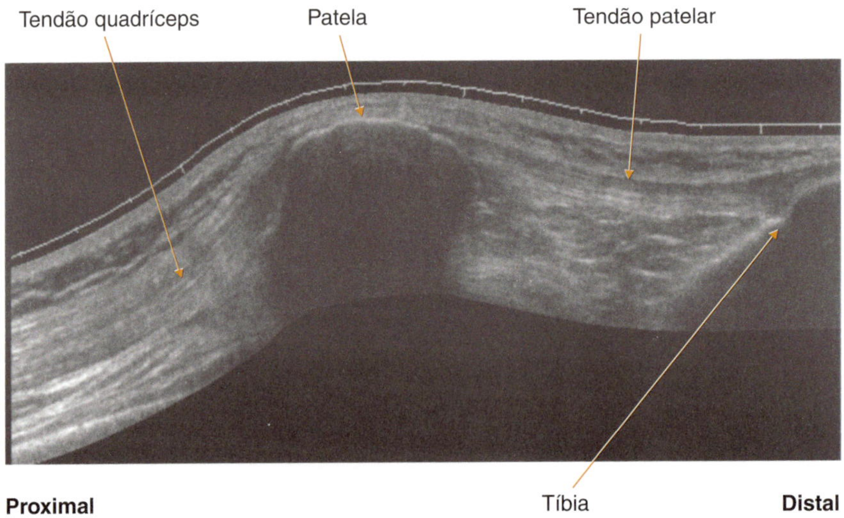

FIG. 233 SL panorama, compartimento extensor

Ligamento cruzado anterior

(Figuras 234 e 235)

O ligamento cruzado anterior (LCA) se fixa na área intercondilar tibial ântero-medial e se insere na superfície medial do côndilo femoral lateral.

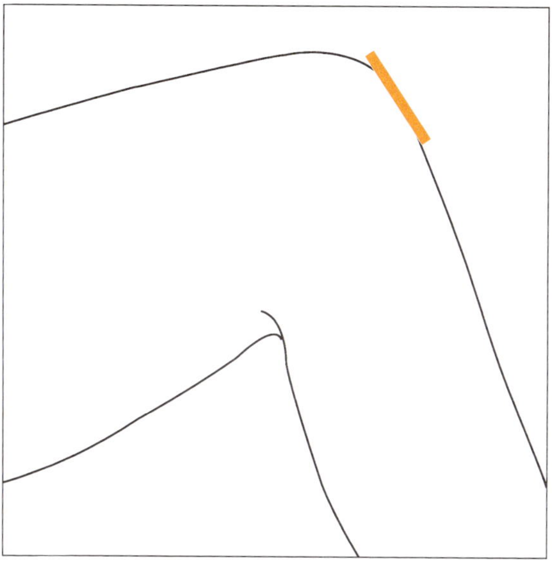

FIG. 234 SL do LCA, *probe* na linha mediana sobre o tendão patelar

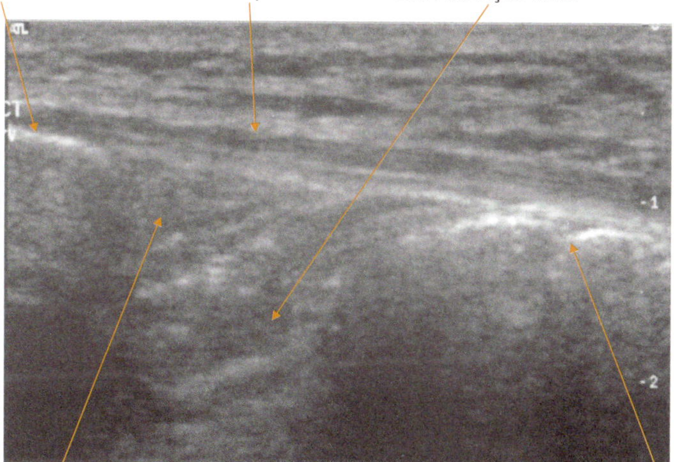

FIG. 235 SL do joelho anterior, LCA

Incisura troclear

(Figuras 236 e 237)

Anotações

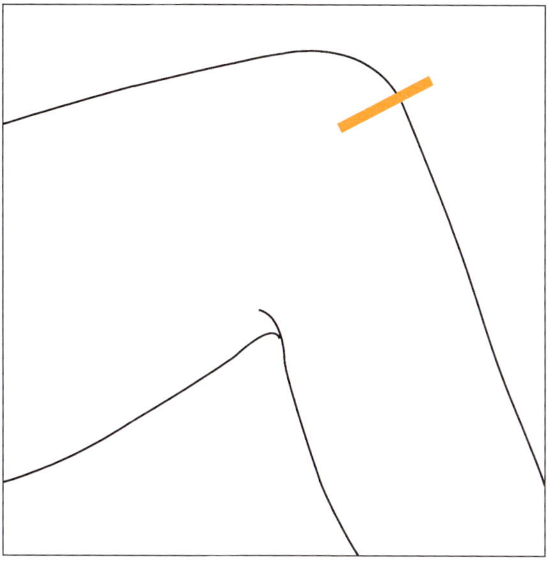

FIG. 236 ST, joelho flexionado, *probe* distal à patela

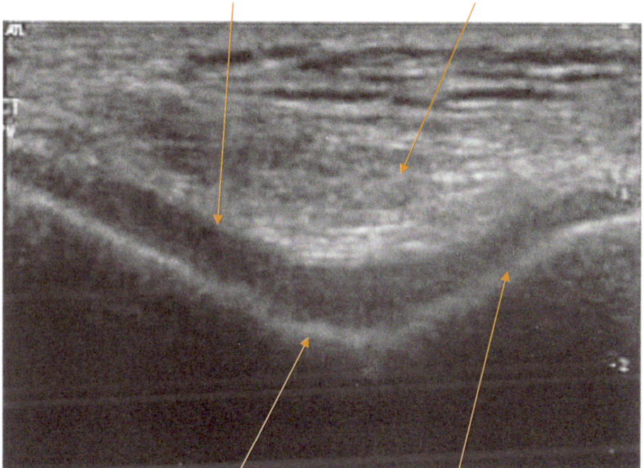

FIG. 237 ST, incisura troclear

Semimembranáceo – insere-se no côndilo tibial póstero-medial

(Figuras 238 e 239)

Anotações

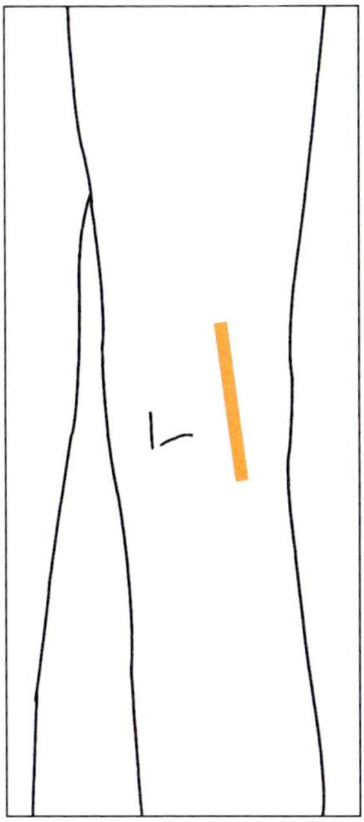

FIG. 238 SL, perna estendida

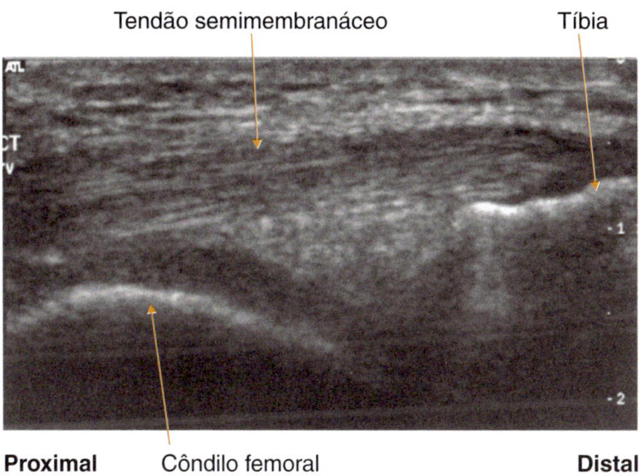

FIG. 239 SL, tendão semimembranáceo

Pata de ganso

(Figuras 240 e 241)

Inserção do sartório, grácil e semitendíneo. O semitendíneo insere-se por sobre a diáfise da tíbia ântero-medial, posterior ao grácil e sartório. Uma bolsa (bolsa anserina) separa o grácil e o semitendíneo da tíbia, com outra bolsa entre eles e o sartório.

Anotações

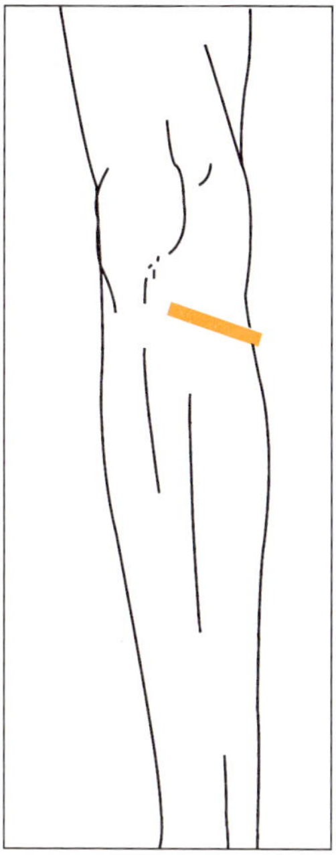

FIG. 240 ST, perna estendida

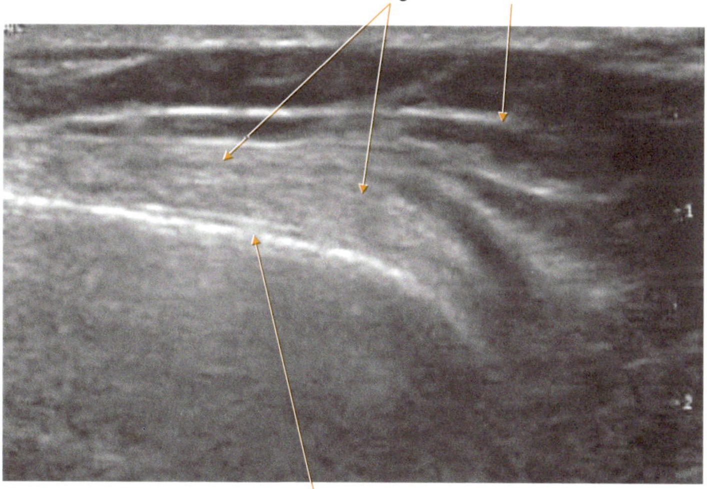

FIG. 241 ST, pata de ganso

Joelho medial

Menisco medial

(Figuras 242–244)

Anotações

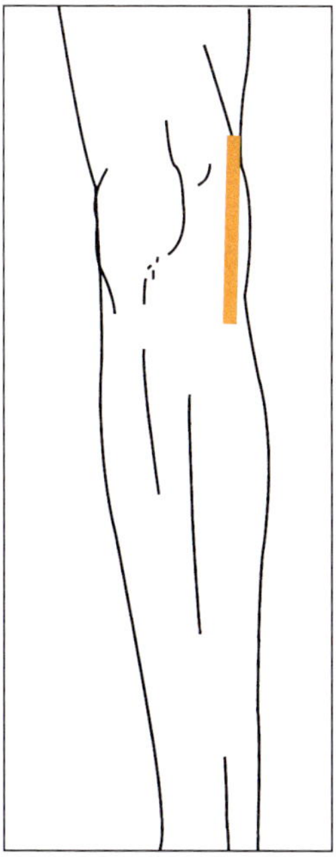

FIG. 242 SL, perna reta. Esforço em valgo pode ser aplicado para avaliar estabilidade

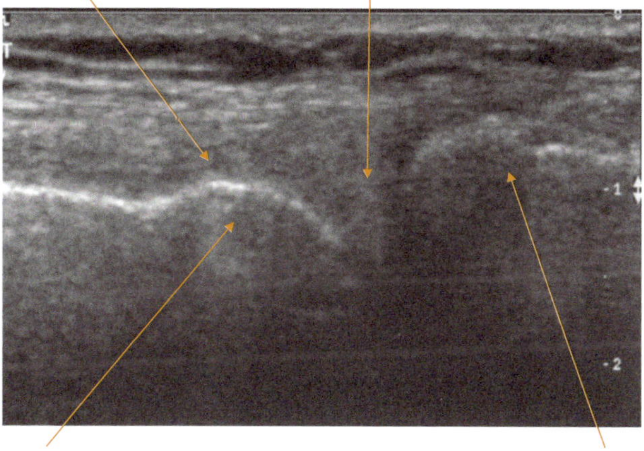

FIG. 243 SL, menisco medial

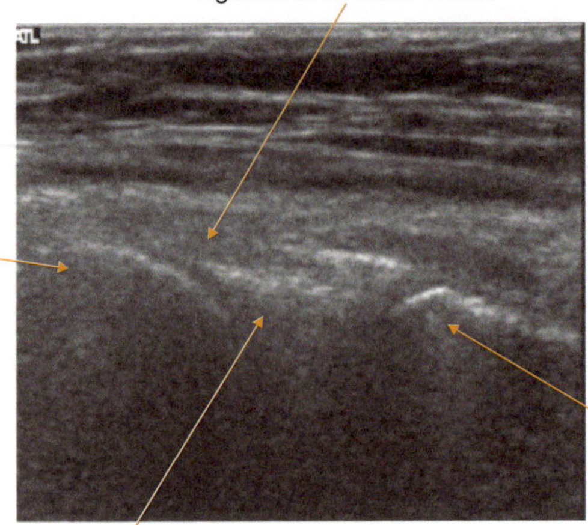

FIG. 244 SL, joelho medial

Ligamento colateral medial

(Figuras 245–249)

Aproximadamente com 10 cm de comprimento, origina-se do epicôndilo femoral medial e se estende à diáfise tibial medial proximal. A camada mais profunda é fixada no côndilo tibial medial e se funde com o menisco medial.

Anotações

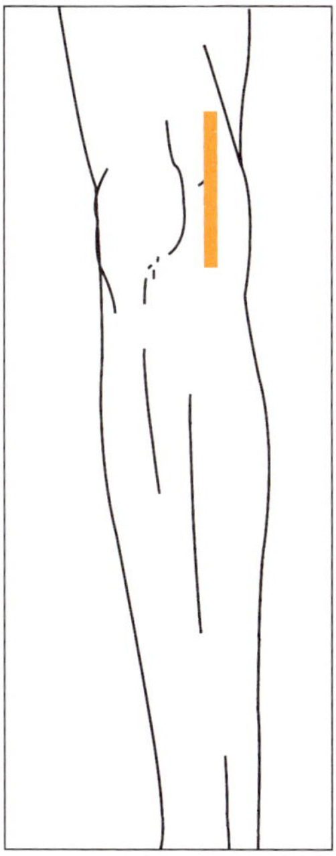

FIG. 245 SL, perna reta, aplicar esforço em valgo para estabilidade

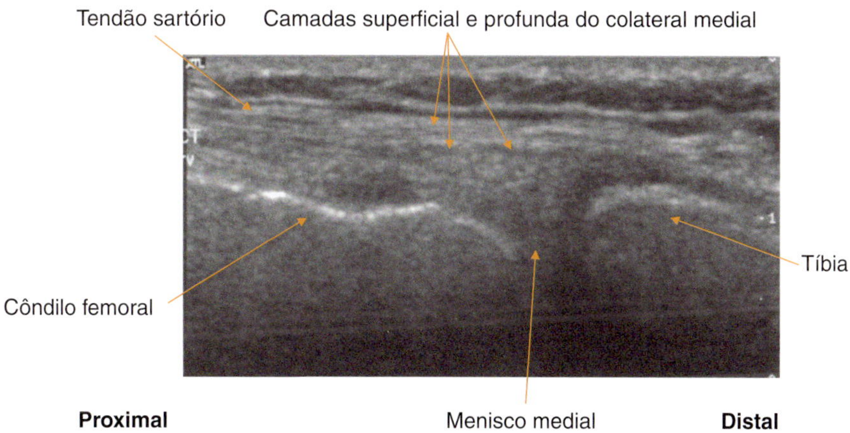

FIG. 246 SL, ligamento colateral medial

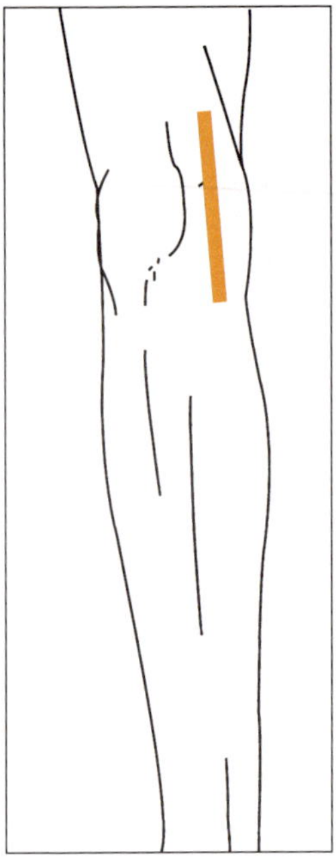

FIG. 247 SL panorama, joelho medial

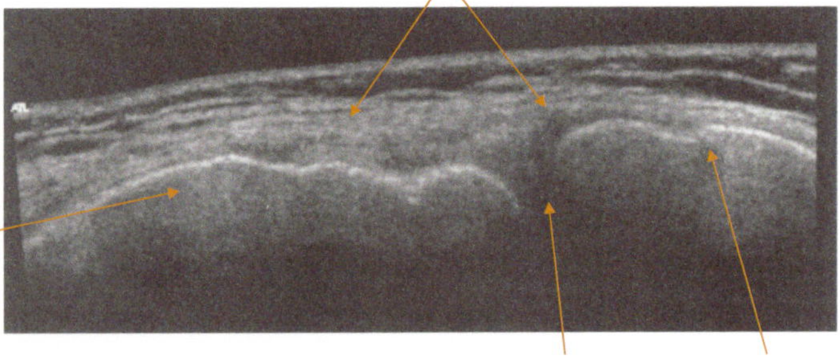

FIG. 248 SL, ligamento colateral medial

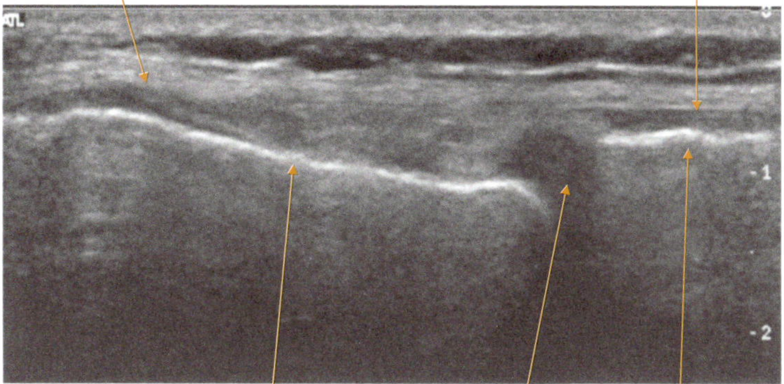

FIG. 249 SL, ligamento colateral medial

Joelho lateral

Ligamento colateral lateral

(Figuras 250–252)

O ligamento colateral lateral origina-se do epicôndilo femoral lateral e se estende ao ápice da fíbula.

Anotações

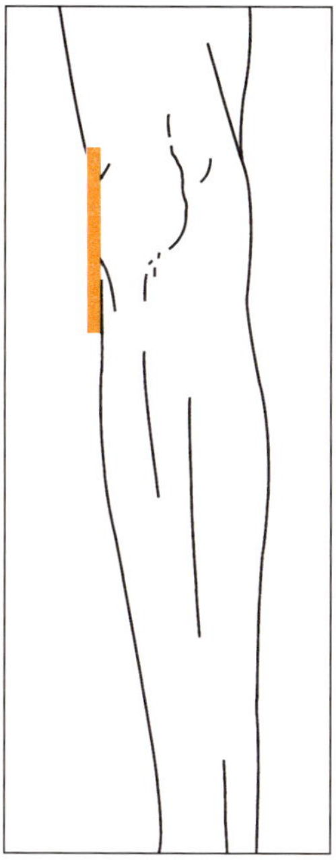

FIG. 250 SL, perna estendida, *probe* sobre o joelho lateral

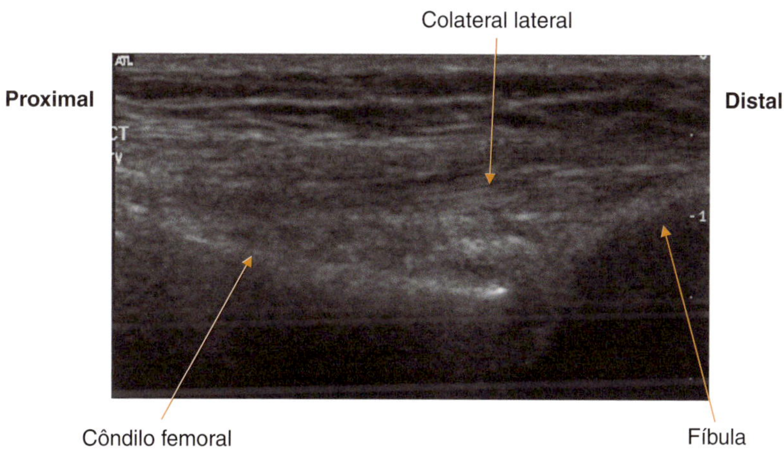

FIG. 251 SL, ligamento colateral lateral

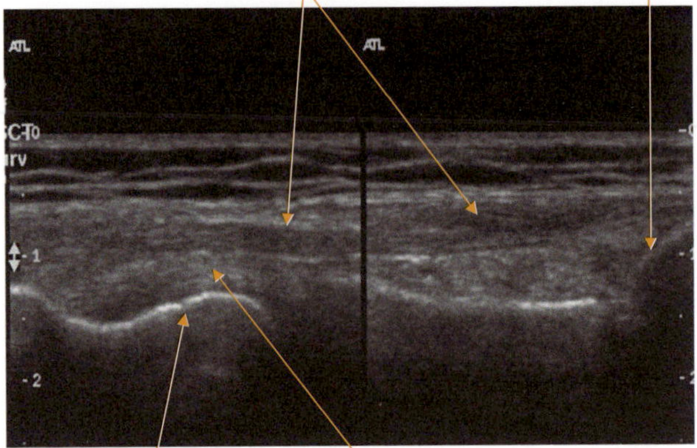

FIG. 252 SL, ligamento colateral lateral, imagem composta

Nervo fibular comum

(Figuras 253 e 254)

Este é um ramo terminal do nervo ciático formado imediatamente proximal à fossa poplítea. Está situado sobre a cabeça lateral do gastrocnêmio e, a seguir, sobre o colo da fíbula, sendo profundo ao bíceps femoral. Ele perfura o fibular longo para dividir-se em ramos superficial e profundo.

Anotações

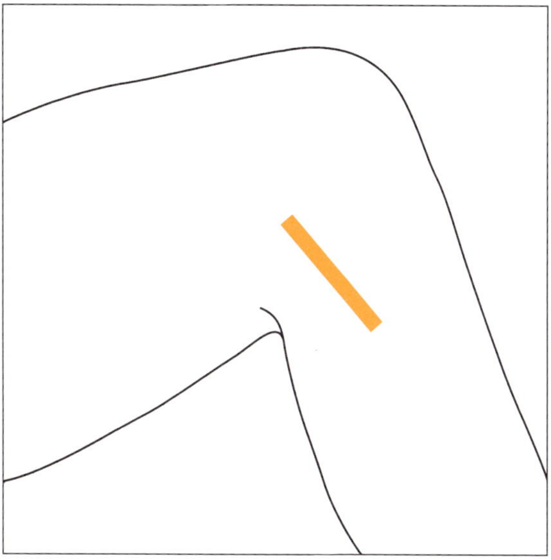

FIG. 253 ST, joelho flexionado, *probe* sobre o colo da fíbula

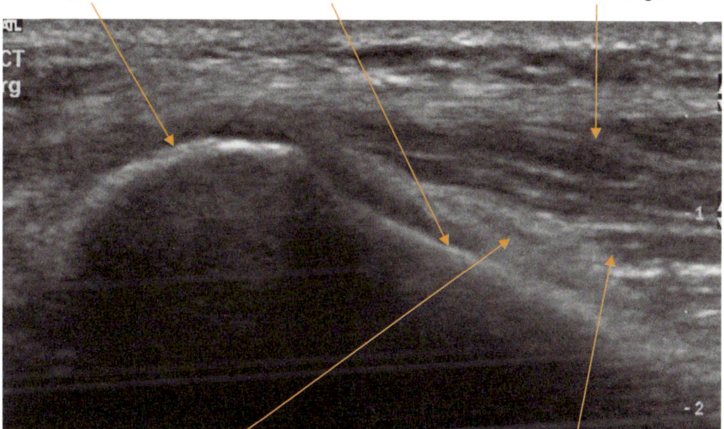

FIG. 254 ST, nervo fibular comum

Joelho posterior

Fossa poplítea

(Figuras 255 e 256)

Conteúdo:

Artéria e veia poplíteas, e ramos, nervos tibial e fibular comum, linfonodos e gordura.

Limites

- Lateral: bíceps.
- Medial: semitendíneo, semimembranáceo.
- Inferior: cabeças medial e lateral do gastrocnêmio.

Ligamento cruzado posterior

O ligamento cruzado posterior (LCP) estende-se da superfície lateral do côndilo femoral medial à área intercondilar posterior da tíbia.

Anotações

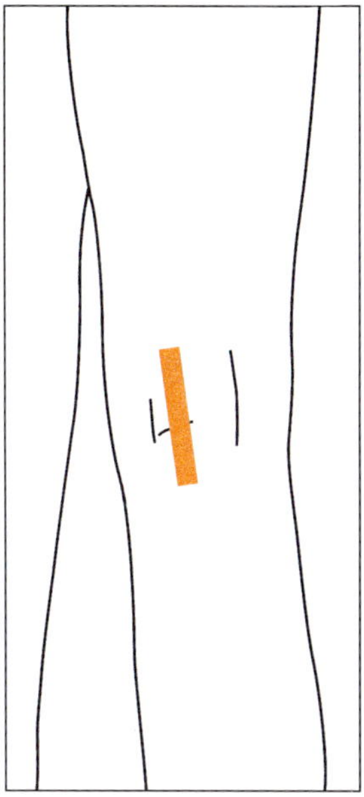

FIG. 255 SL, joelho posterior, fossa poplítea medial

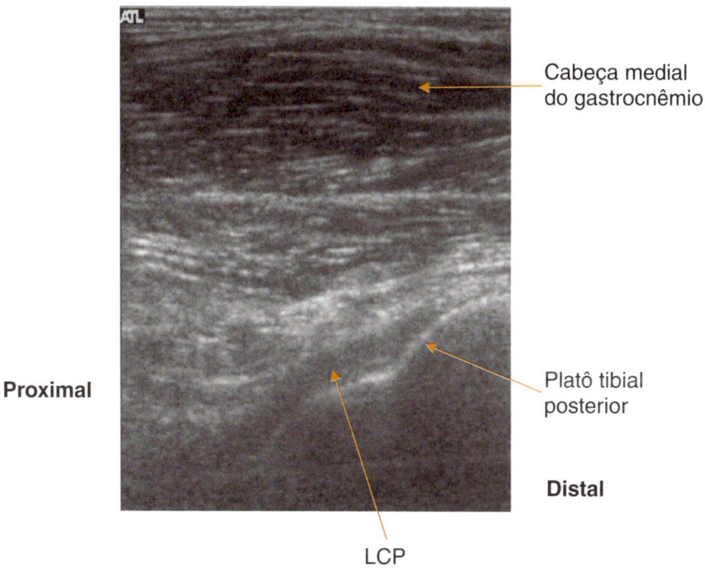

FIG. 256 SL, ligamento cruzado posterior

Fossa poplítea lateral

(Figuras 257–260)

Bíceps femoral insere-se no ápice da fíbula.

Tendão poplíteo origina-se do epicôndilo femoral lateral e é fixado no menisco lateral. O músculo se fixa na tíbia posterior proximal à linha solear. Bolsa do poplíteo reside entre o músculo e a tíbia.

Anotações

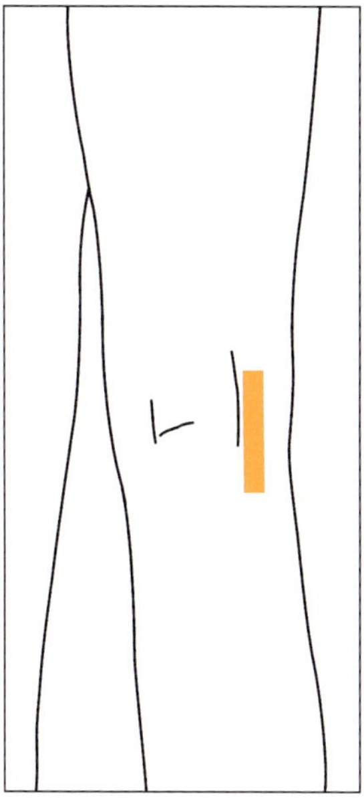

FIG. 257 SL, *probe* sobre a fossa poplítea. Inserção do bíceps femoral normalmente se mostra ligeiramente hipoecóica e expandida

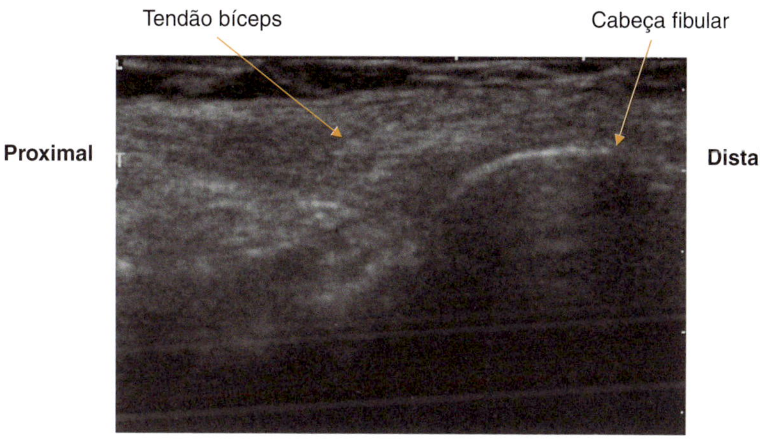

FIG. 258 SL, bíceps

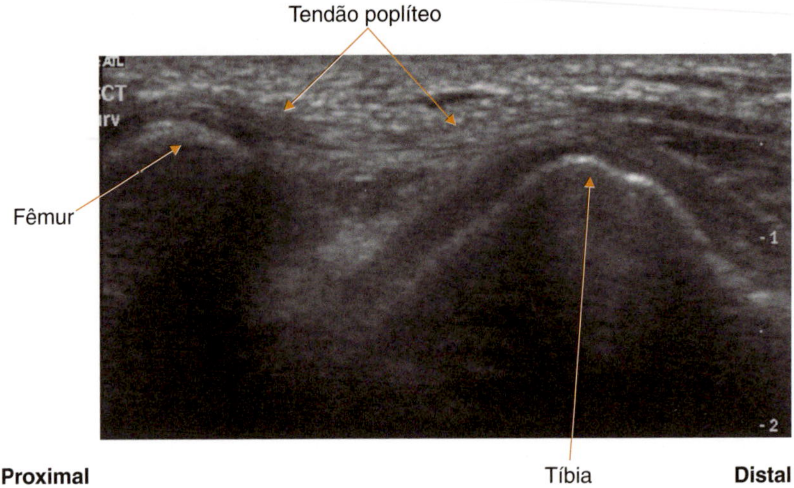

FIG. 259 SL, tendão poplíteo

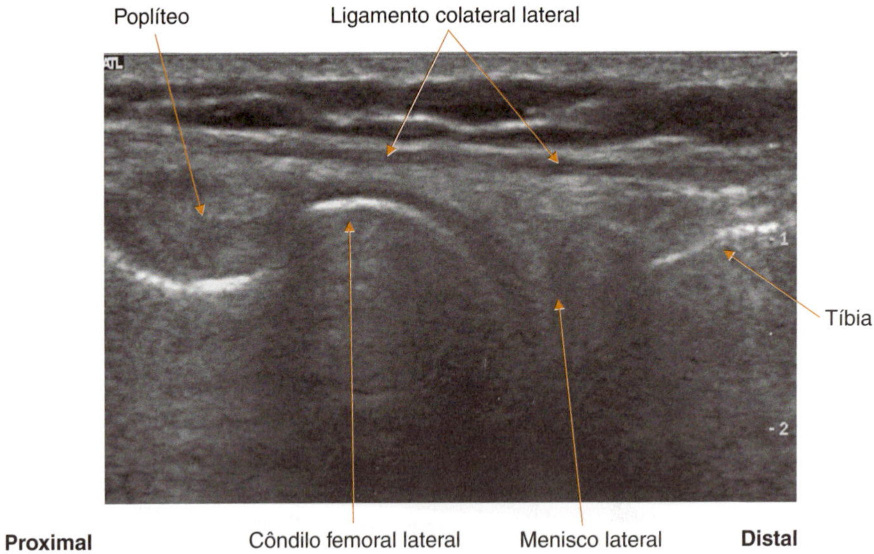

FIG. 260 SL, joelho póstero-lateral

Fossa poplítea "espaço do cisto"

(Figuras 261 e 262)

Colo do cisto situa-se entre a cabeça medial do gastrocnêmio e o tendão semimembranáceo.

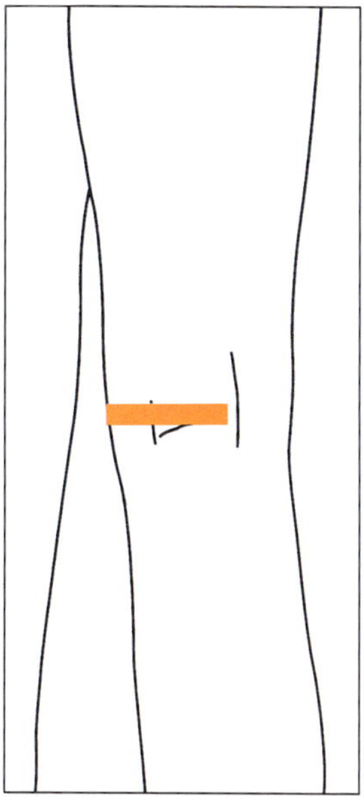

FIG. 261 ST, *probe* sobre a cabeça medial do gastrocnêmio

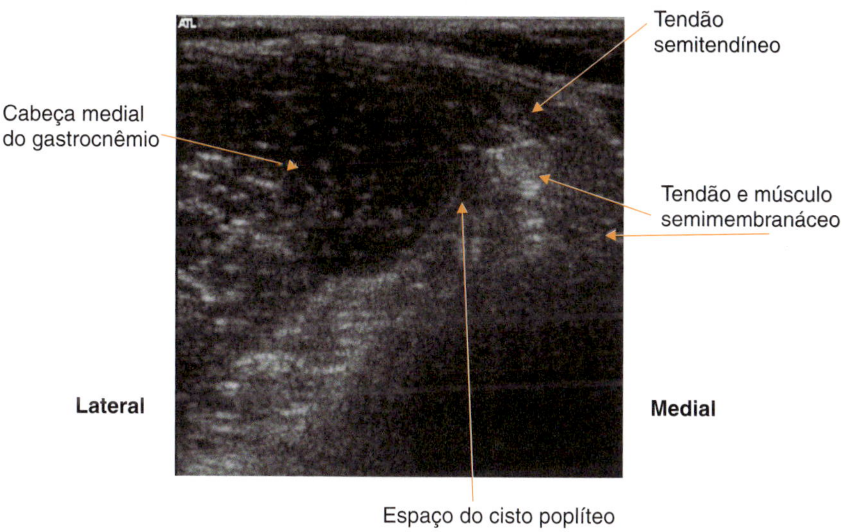

FIG. 262 ST, espaço do cisto poplíteo

Panorama da fossa poplítea

(Figuras 263 e 264)

Anotações

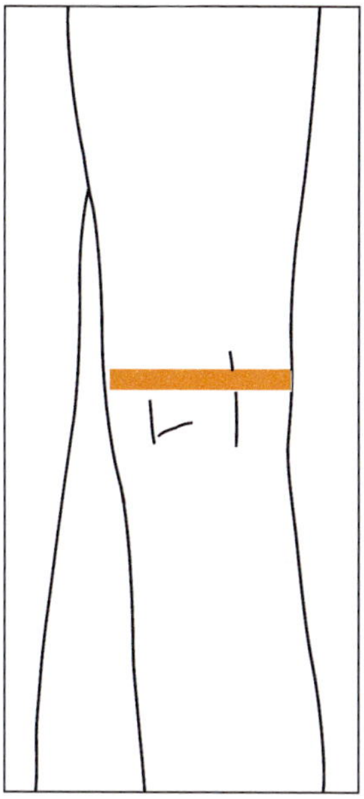

FIG. 263 ST panorama, fossa poplítea

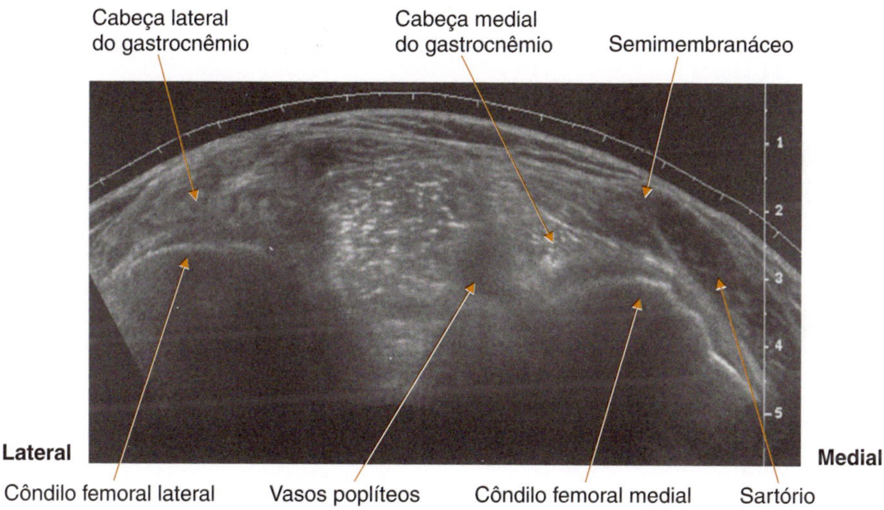

FIG. 264 ST panorama, fossa poplítea

Panturrilha

Compartimentos anterior, lateral e posterior divididos pela tíbia, membrana interóssea, e septos intermusculares anterior e posterior. O septo anterior passa para a borda anterior da fíbula e separa o compartimento anterior (dorsiflexor) do compartimento lateral (eversor).

Compartimento anterior

(Figuras 265 e 266)

- Tibial anterior
  - Origem: dois terços proximais da tíbia.
  - Inserção: cuneiforme medial e primeiro metatarsal.
- Extensor longo do hálux
  - Origem: fíbula proximal anterior.
  - Inserção: falange distal do hálux.
- Extensor longo dos dedos
  - Origem: fíbula proximal anterior.
  - Inserção: dorso das falanges médias e distais.
- Fibular terceiro
  - Origem: fíbula anterior inferior.
  - Inserção: quinto metatarsal.

Anotações

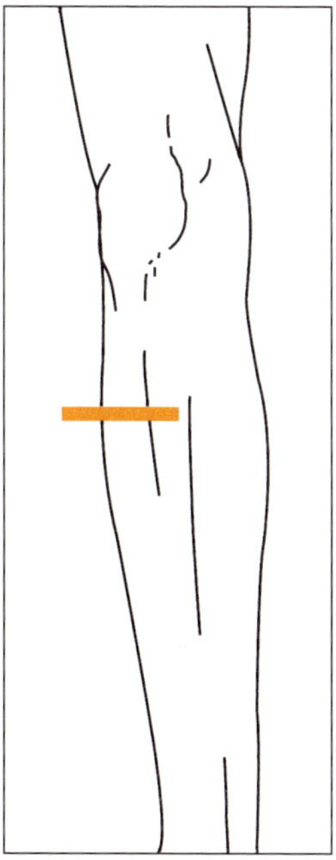

FIG. 265 ST, *probe* lateral à tíbia

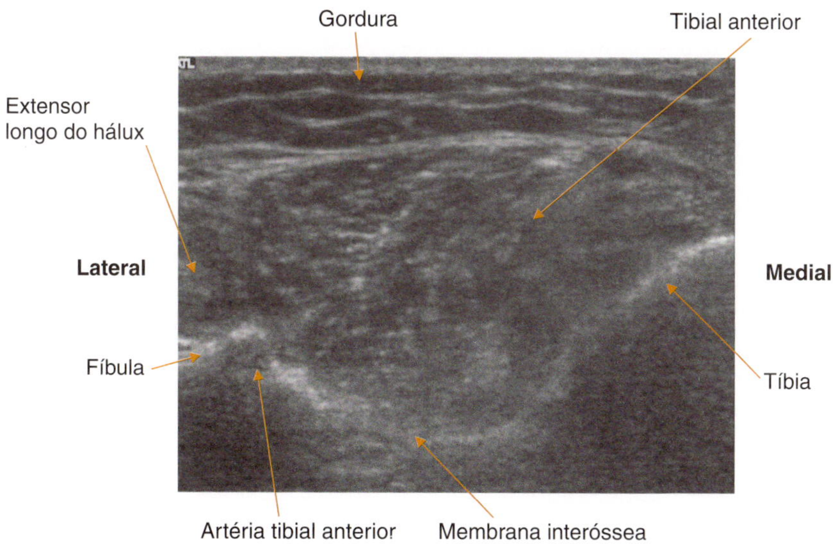

FIG. 266 ST, meio da panturrilha ant/lat

Compartimento lateral

(Figuras 267–270)

- Fibular longo
  - Origem: fíbula lateral proximal.
  - Inserção: primeiro metatarsal e cuneiforme medial.
- Fibular curto
  - Origem: fíbula lateral inferior.
  - Inserção: quinto metatarsal.

Anotações

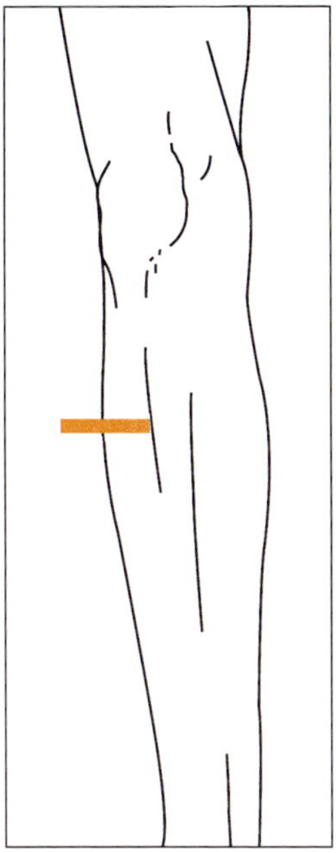

FIG. 267 ST, *probe* lateral à fíbula, meio da panturrilha

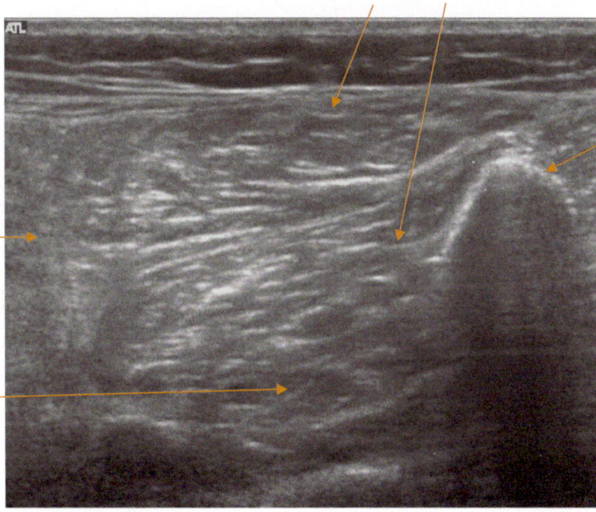

FIG. 268 ST, compartimento fibular

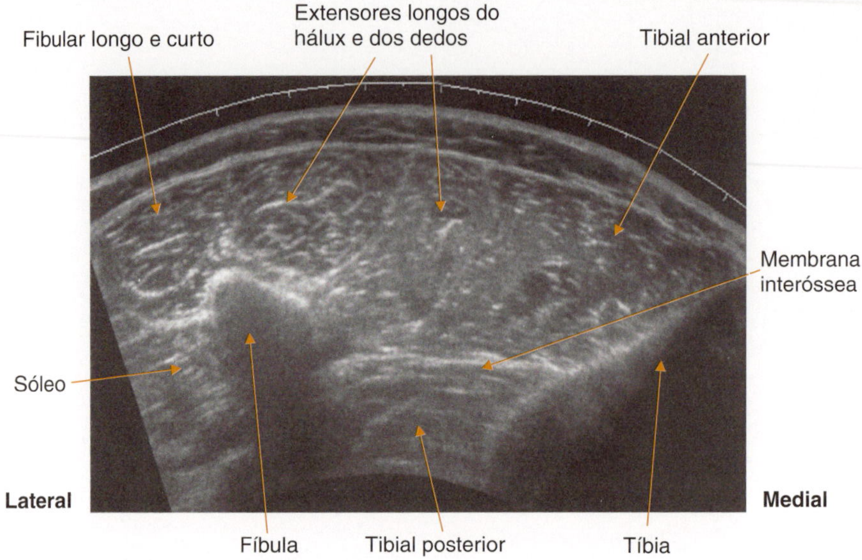

FIG. 269 ST panorama, panturrilha ântero-lateral

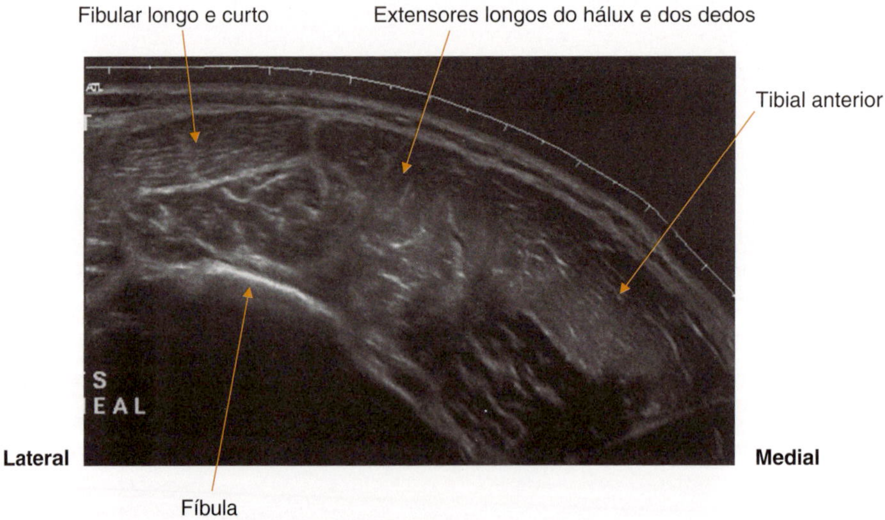

FIG. 270 ST panorama, compartimento fibular

Compartimento posterior

(Figuras 271–275)

Músculos superficiais

- Gastrocnêmio
  - Origem: côndilos femorais medial e lateral.
  - Inserção: sóleo e tendão do calcâneo (de Aquiles).

- Sóleo
  - Origem: linha solear da tíbia e fíbula posterior.
  - Inserção: tendão do calcâneo.
- Plantar
  - Origem: linha supracondilar lateral.
  - Inserção: tendão do calcâneo.

Músculos profundos

- Poplíteo
  - Origem: tíbia posterior proximal à linha solear.
  - Inserção: epicôndilo femoral lateral.
- Flexor longo dos dedos
  - Origem: tíbia posterior medial.
  - Inserção: falanges terminais dos quatro dedos laterais do pé.
- Tibial posterior
  - Origem: membrana interóssea posterior, tíbia e fíbula.
  - Inserção: navicular.
- Flexor longo do hálux
  - Origem: fíbula distal posterior.
  - Inserção: falange distal do hálux.

Anotações

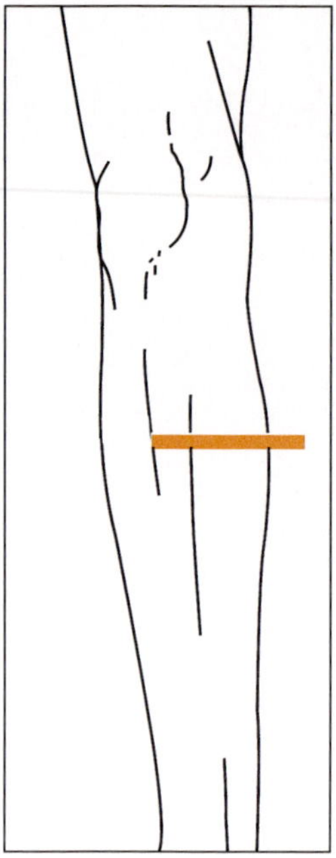

FIG. 271 ST, *probe* medial à tíbia

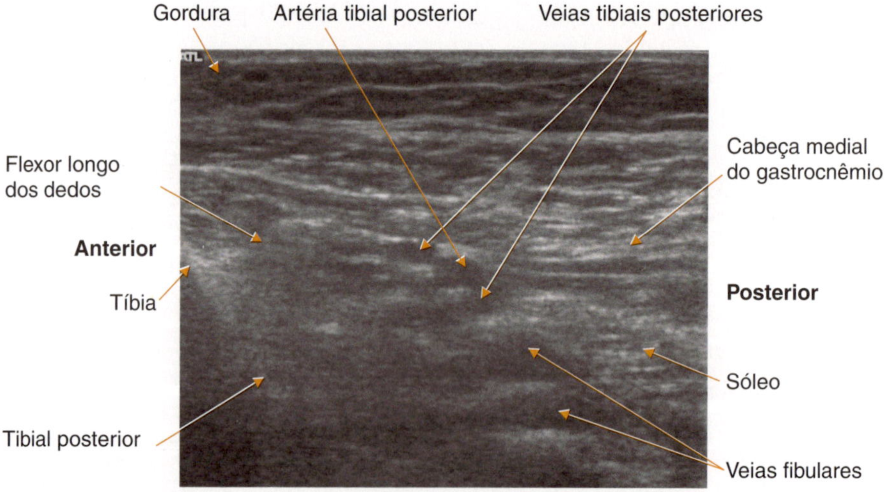

FIG. 272 ST, meio da panturrilha medial

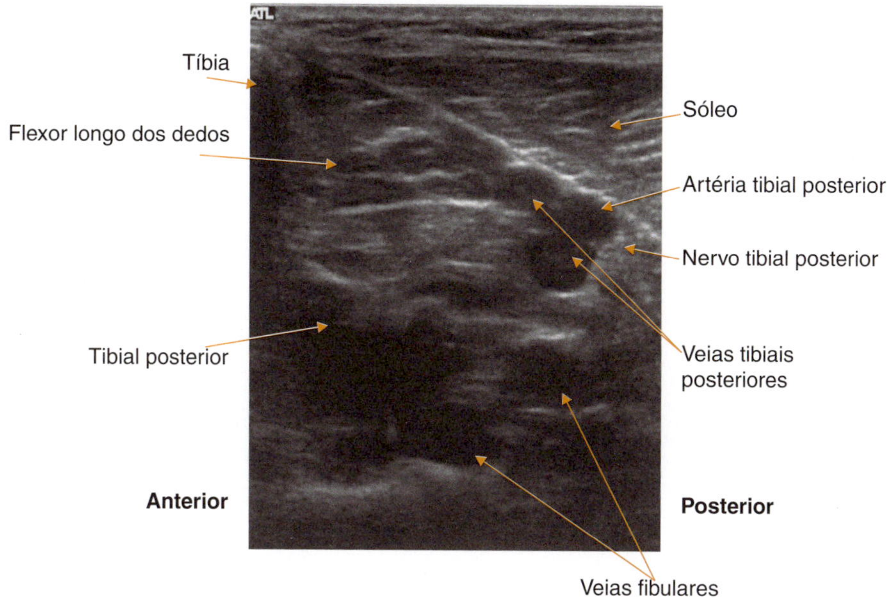

FIG. 273 ST, panturrilha medial

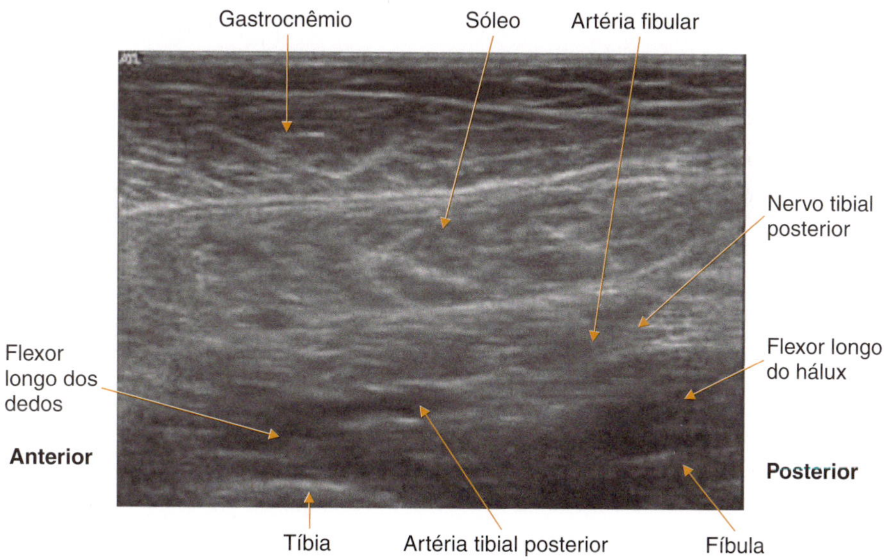

FIG. 274 ST, panturrilha posterior proximal

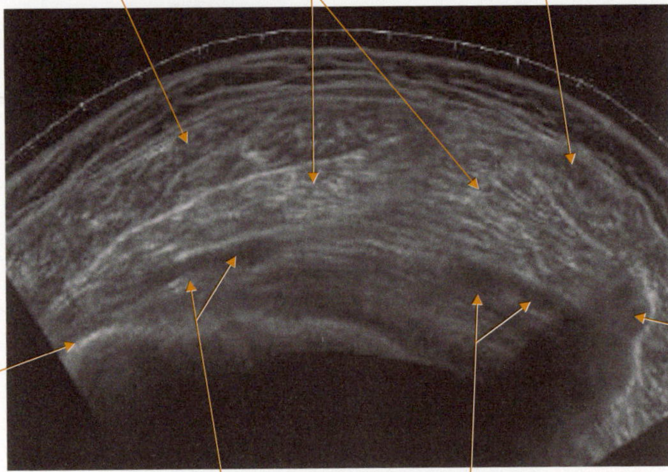

FIG. 275 ST panorama, panturrilha posterior

Panturrilha posterior (fossa poplítea)

(Figuras 276 e 277)

Anotações

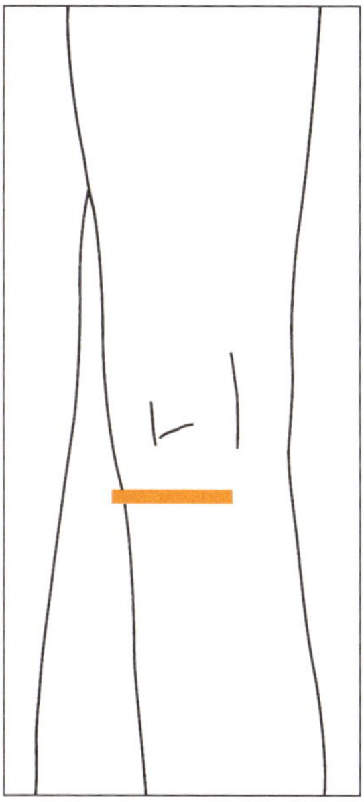

FIG. 276 ST, paciente em pronação

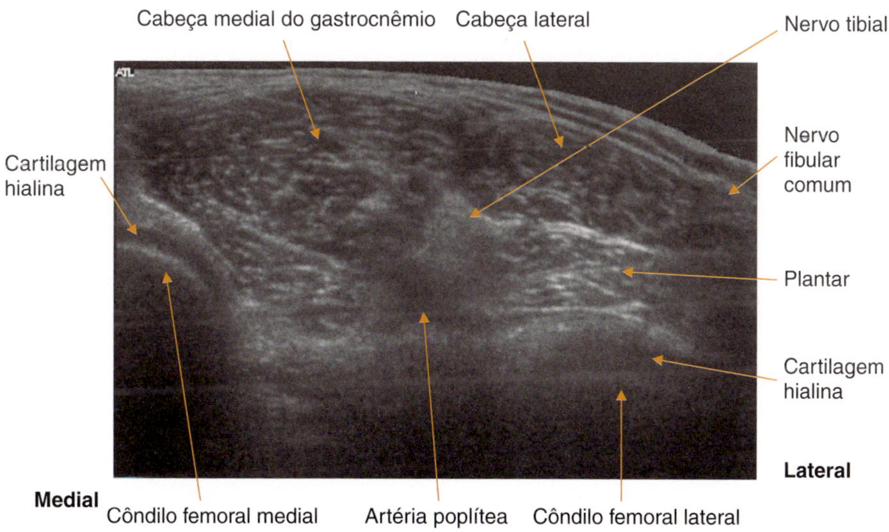

FIG. 277 ST, gastrocnêmio proximal

Tornozelo

Tornozelo: posterior

(Figura 278–285)

Tendão do calcâneo formado pelo gastrocnêmio e sóleo para se fixarem distalmente no calcâneo póstero-superior. Não há bainha sinovial, mas possui um paratendão hiperecóico. Profundo ao tendão situa-se o corpo adiposo de Kager e bolsa pré-aquileana. Bolsa retrocalcânea situa-se posterior à inserção do tendão.

Anotações

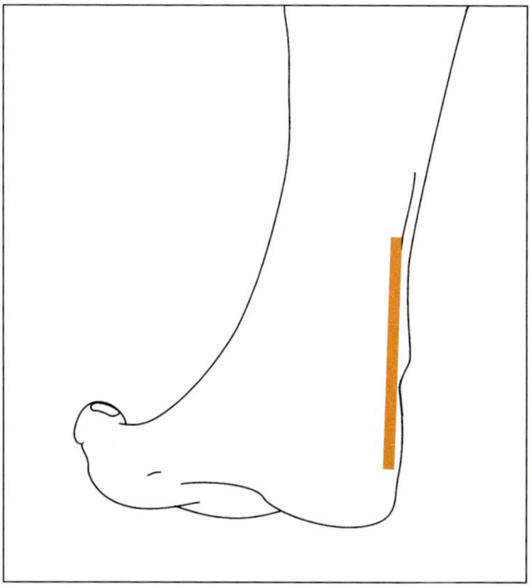

FIG. 278 SL, paciente em pronação. Um meio de distanciamento às vezes é útil. Exame dinâmico deve ser efetuado realizando dorsiflexão e flexão plantar passivas e ativas do pé. Dorsiflexão retifica o tendão para evitar anisotropia

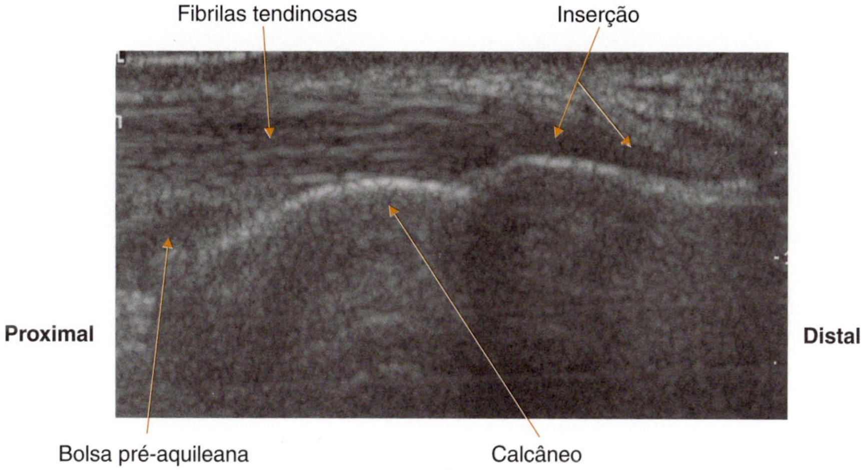

FIG. 279 SL, inserção distal do tendão do calcâneo

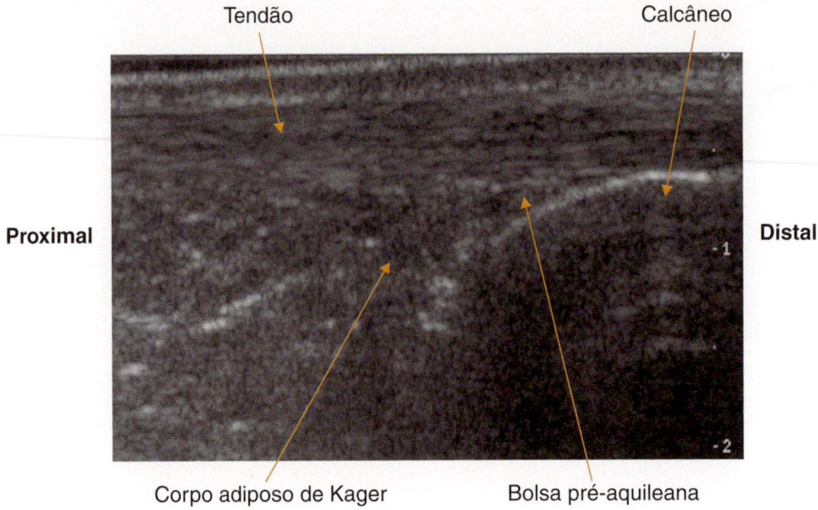

FIG. 280 SL, corpo do tendão do calcâneo

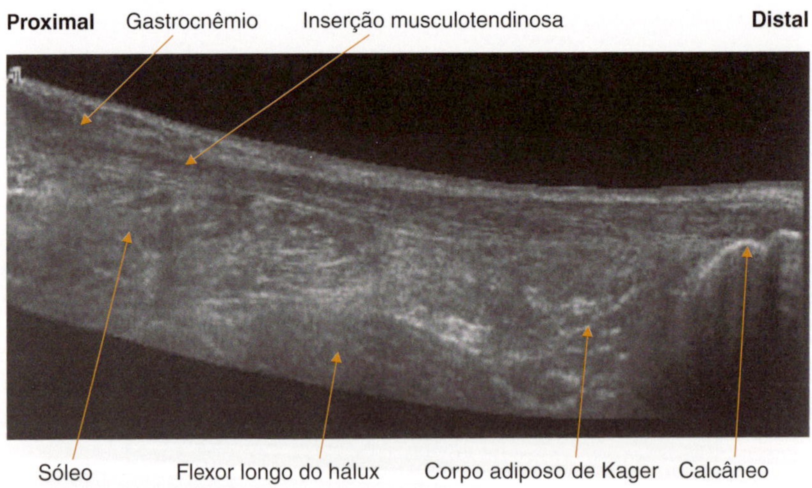

FIG. 281 SL, panorama do tendão do calcâneo

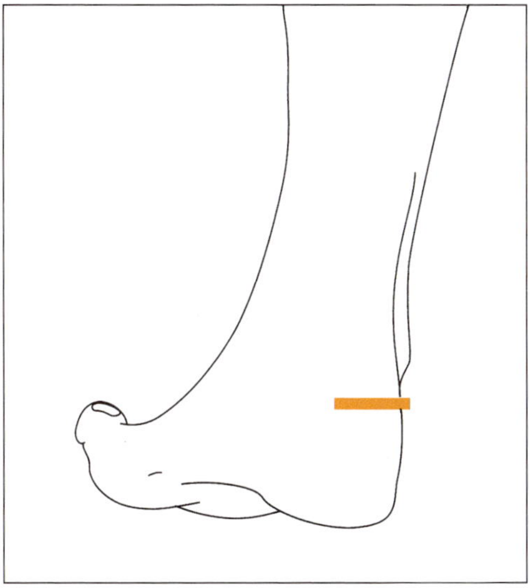

FIG. 282 ST, pronação com *probe* sobre o tendão do calcâneo. Angular medial e lateralmente para o paratendão

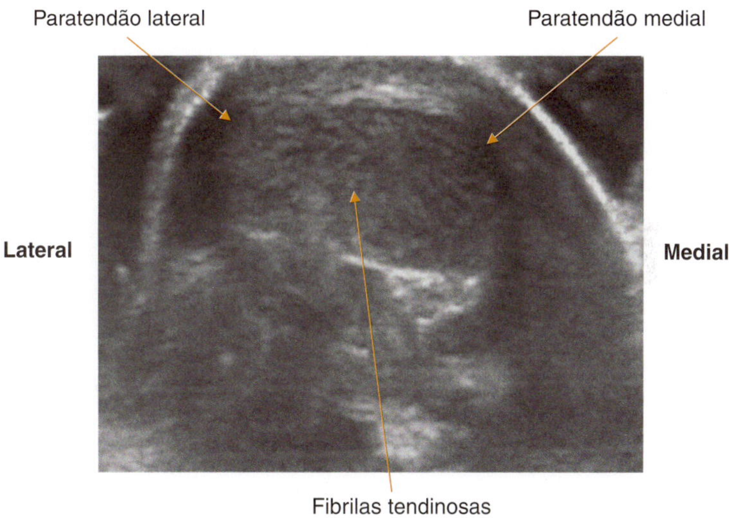

FIG. 283 ST, tendão do calcâneo. Por causa do efeito de borda, os paratendões medial e lateral são difíceis de ser visibilizados a não ser que o *probe* seja angulado para avaliá-los individualmente

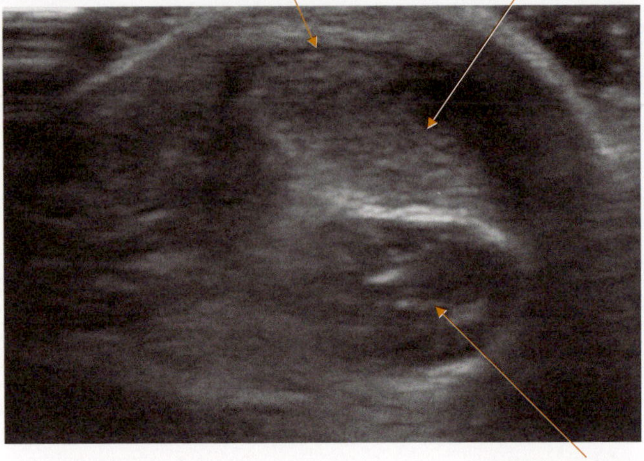

FIG. 284 ST, paratendão lateral. Uma almofada de distanciamento é freqüentemente útil para avaliação do tendão do calcâneo

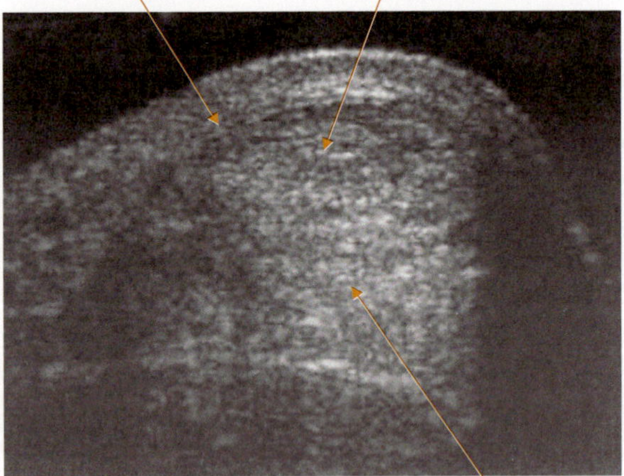

FIG. 285 ST, tendão do calcâneo distal

Tornozelo: lateral

Ligamentos – complexo ântero-lateral composto de 3 partes separadas:

- calcaneofibular,
- talofibular posterior e
- talofibular anterior.

Ligamento calcaneofibular

(Figuras 286 e 287)

Passa posteriormente, da extremidade do maléolo lateral à borda lateral do calcâneo.

Ligamento talofibular posterior

O talofibular posterior não é imageado com sucesso por ultra-som.

Anotações

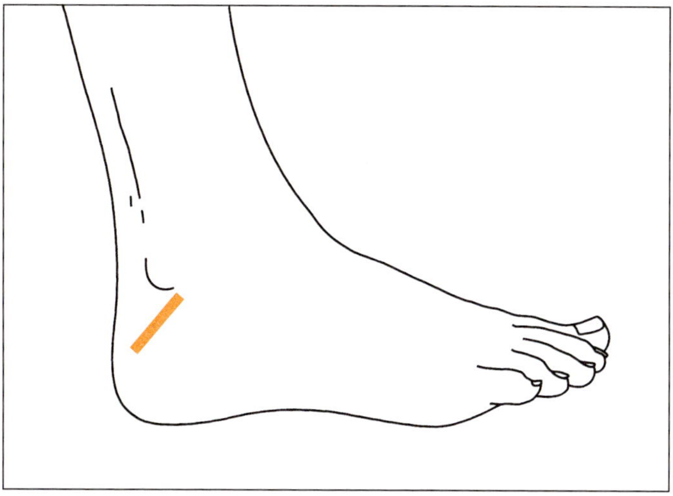

FIG. 286 SL, o pé pode ser rotado internamente, com *probe* posterior e inferior ao maléolo lateral. Eversão e inversão do pé para exame dinâmico

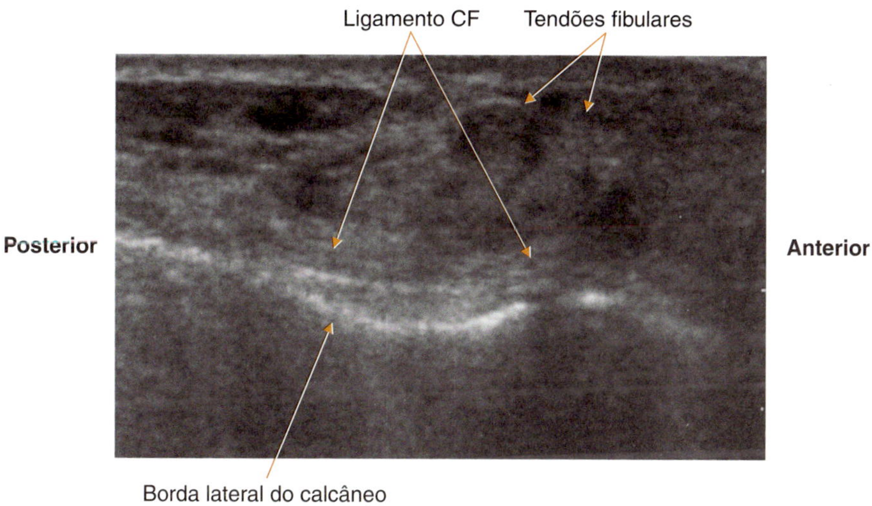

FIG. 287 SL, ligamento calcaneofibular

Ligamento talofibular anterior

(Figuras 288 e 289)

Passa horizontalmente do maléolo lateral ao colo do tálus. Eversão e inversão do pé para exame dinâmico.

Anotações

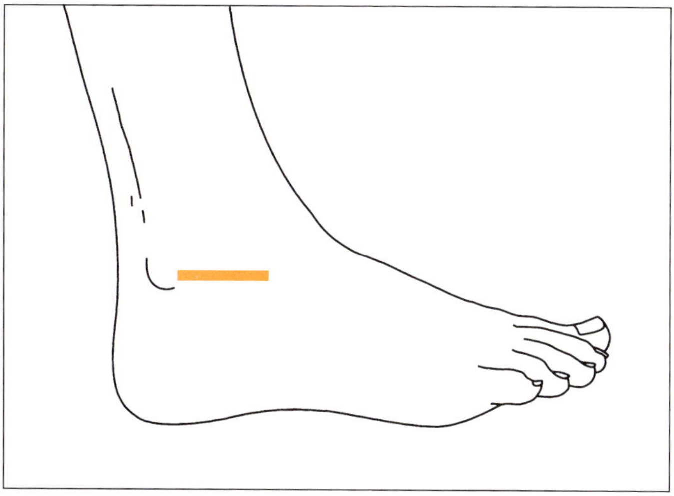

FIG. 288 SL, *probe* anterior e inferior ao maléolo lateral

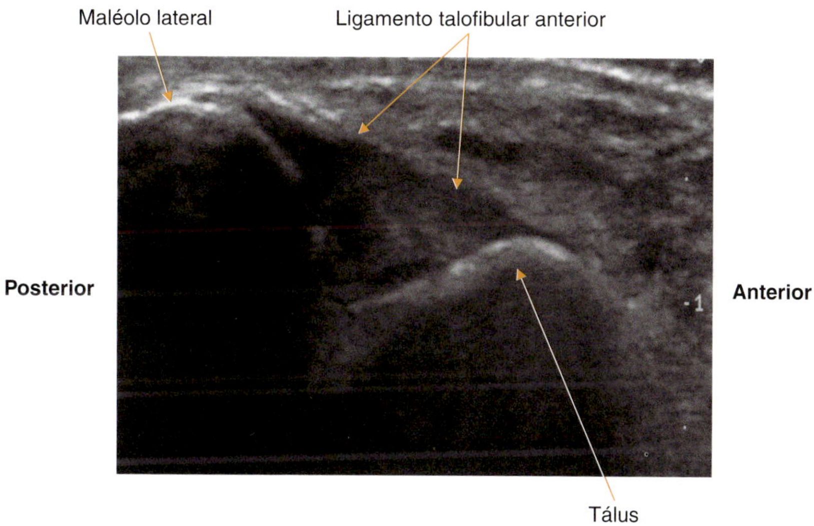

FIG. 289 SL, ligamento talofibular anterior

Tendões

(Figuras 290 e 291)

Fibular longo e fibular curto. O curto é primeiro medial, e depois anterior ao longo e ambos devem ser posteriores ao maléolo lateral.

- Fibular longo
  - Origem: fíbula lateral proximal.
  - Inserção: primeiro metatarsal e cuneiforme medial.
- Fibular curto
  - Origem: fíbula lateral distal.
  - Inserção: quinto metatarsal.

Anotações

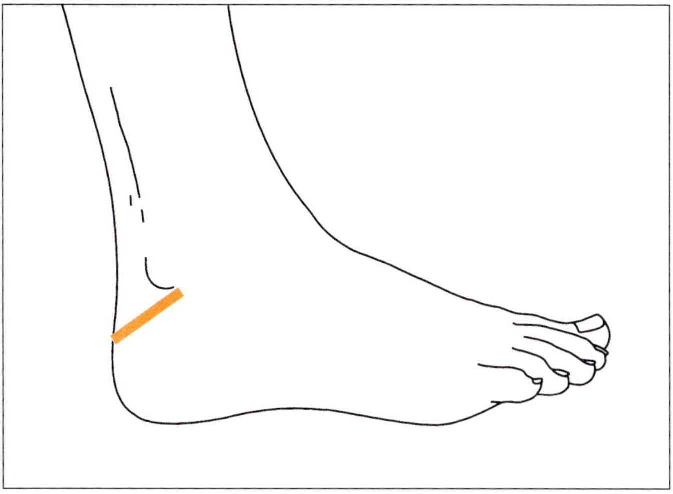

FIG. 290 ST, *probe* posterior e inferior ao maléolo lateral. Flexionar plantarmente o pé para "retificar" os tendões. Exame dinâmico usando inversão e eversão do pé

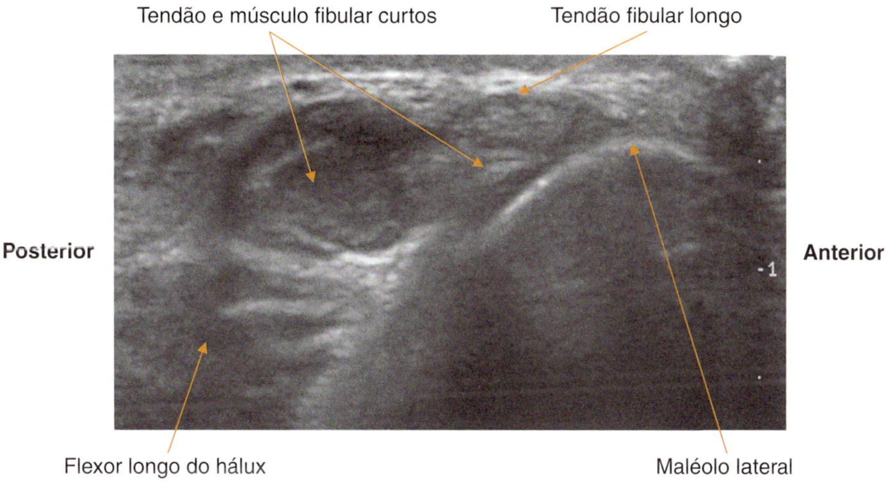

FIG. 291 ST, tendões fibulares

Inserção distal do fibular curto

(Figuras 292 e 293)

Anotações

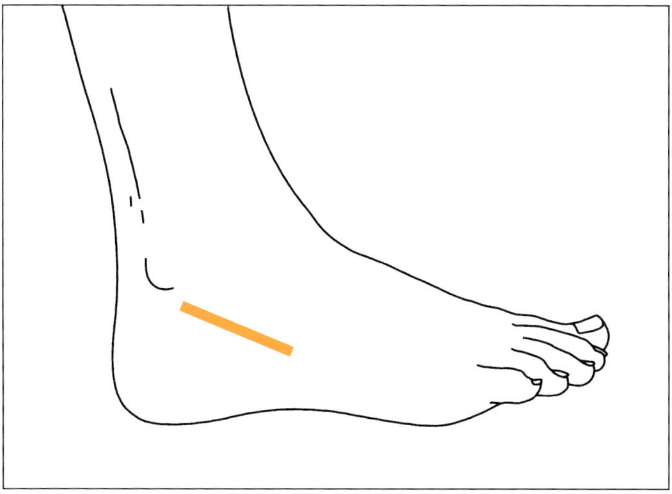

FIG. 292 SL, *probe* sobre a base do quinto metatarsal

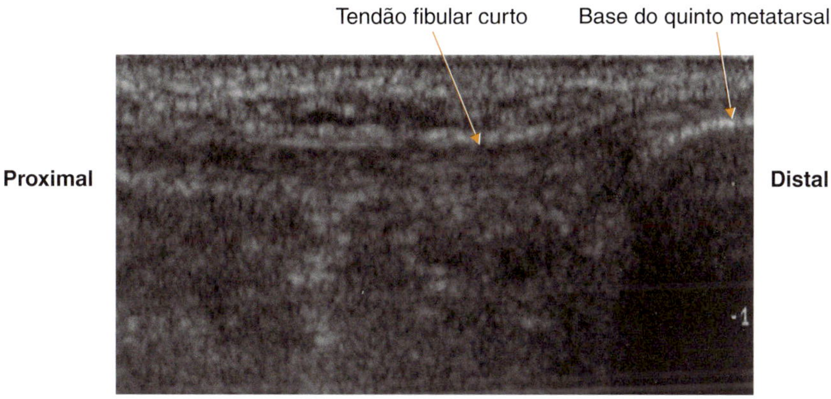

FIG. 293 SL, inserção do fibular curto

Tornozelo: medial

Ligamentos: deltóide

(Figuras 294 e 295)

Ligamento deltóide: forma triangular com camadas profunda e superficial. A parte superficial se fixa no sustentáculo do tálus (do calcâneo). A camada profunda se estende ao navicular e colo do tálus.

Anotações

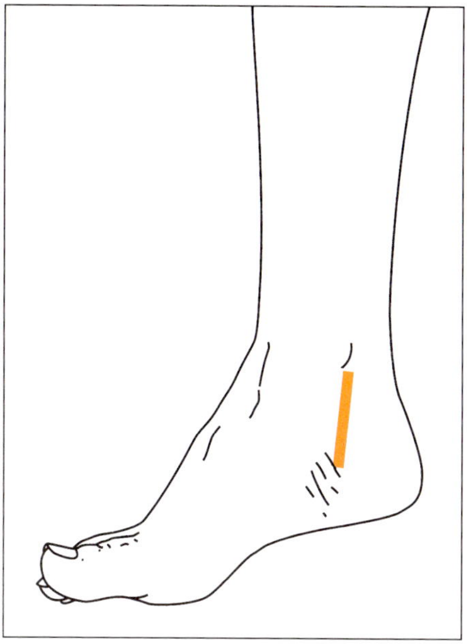

FIG. 294 SL, *probe* inferior ao maléolo medial

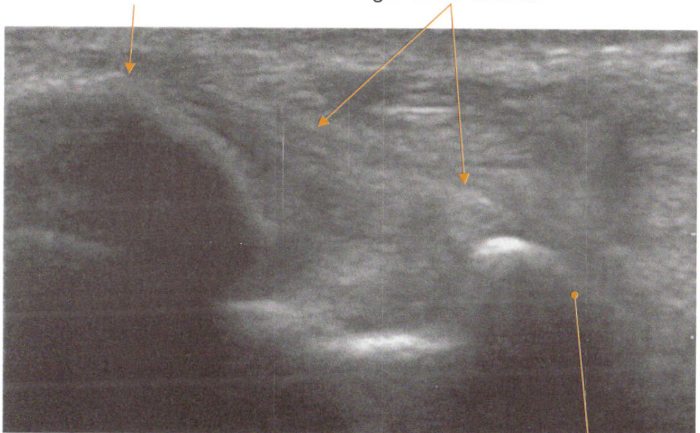

FIG. 295 SL, ligamento deltóide

Tendões

(Figuras 296–299)

Tibial posterior, flexor longo dos dedos, flexor longo do hálux de anterior a posterior.

- Tibial posterior
  - Origem: membrana interóssea posterior, tíbia e fíbula.
  - Inserção: navicular.
- Flexor longo dos dedos
  - Origem: tíbia posterior medial.
  - Inserção: falanges distais dos 4 dedos laterais do pé.
- Flexor longo do hálux
  - Origem: fíbula distal posterior.
  - Inserção: falange distal do hálux.

Nervo tibial posterior: divide-se em nervos plantares lateral e medial.

- Plantar lateral – embaixo do retináculo flexor, passa ao longo da planta do pé para o quinto metatarsal. Inervação sensitiva do pé lateral e dedos, motora para músculos intrínsecos do pé.
- Plantar medial – embaixo do retináculo flexor para a planta. Sensitivo e motor para planta medial e dedos.

Anotações

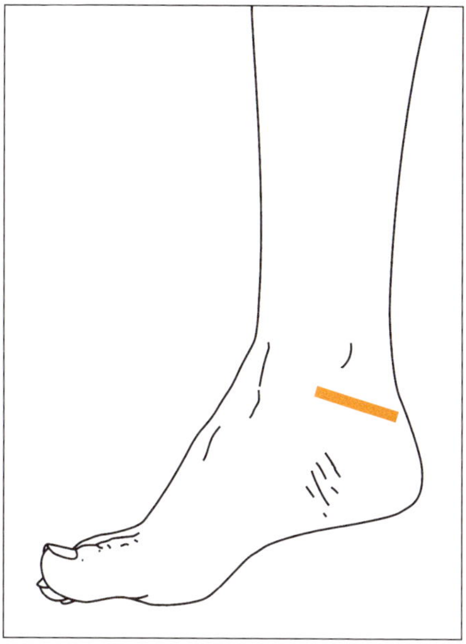

FIG. 296 ST, *probe* sobre o maléolo medial. Exame dinâmico usando inversão/eversão do pé

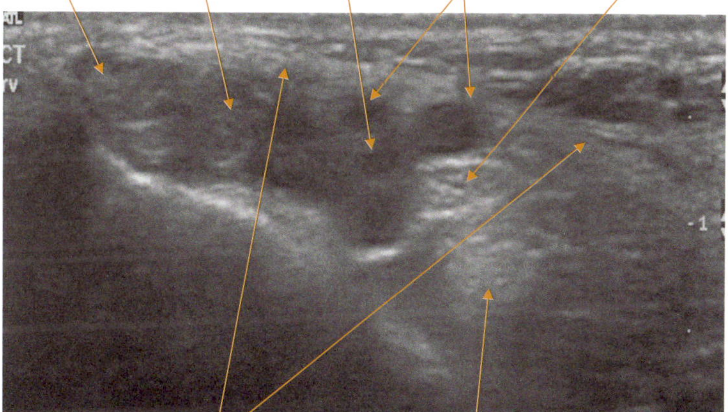

FIG. 297 ST, tornozelo medial

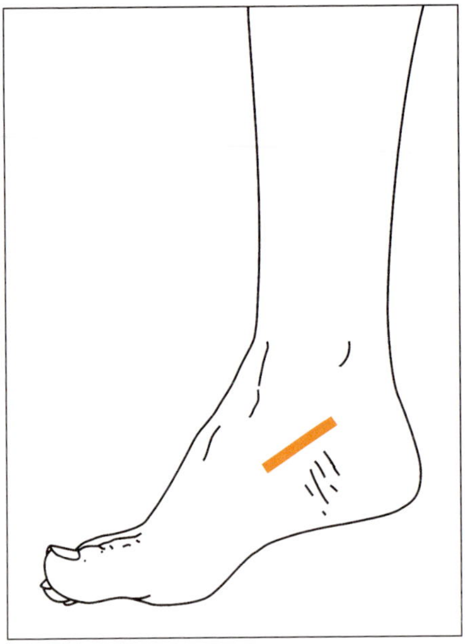

FIG. 298 SL, *probe* sobre o navicular. Fixação distal sempre aparece mal definida, expandida e hipoecóica em comparação com o resto do tendão

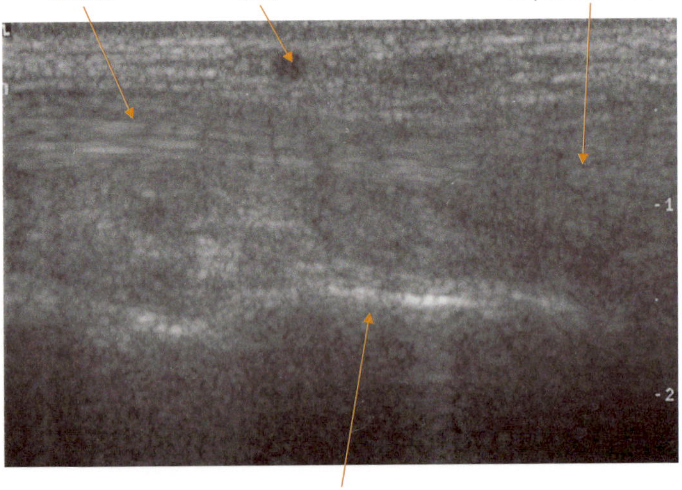

FIG. 299 SL, inserção distal do tibial posterior

Pé

(Figuras 300 e 301)

- Superfície plantar e planta do pé.
- Membranas interdigitais.

Conteúdo: Flexores curto e longo dos dedos, quadrado da planta, lumbricais, flexor longo do hálux, abdutor do hálux e interósseos.

Anotações

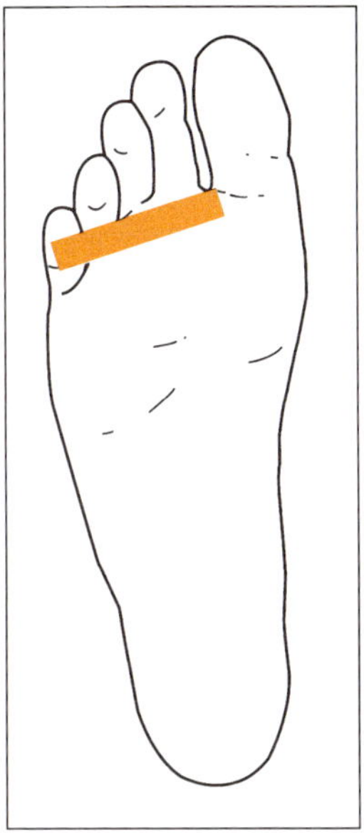

FIG. 300 ST membranas interdigitais, *probe* sobre a superfície plantar

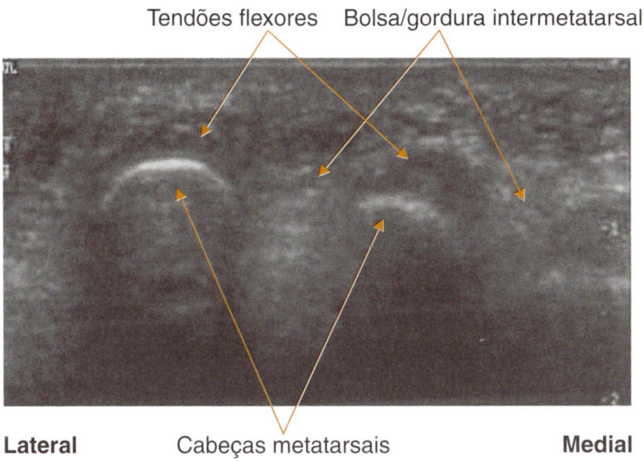

FIG. 301 ST, membranas interdigitais

Flexor longo do hálux

(Figuras 302–305)

Tendão passa distalmente entre os ossos sesamóides e se insere na falange distal do hálux.

Anotações

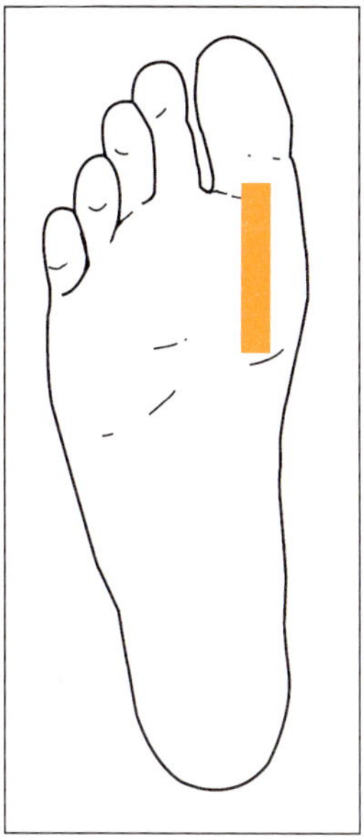

FIG. 302 SL, *probe* sobre cabeça do primeiro metatarsal. Exame dinâmico usando flexão/extensão do hálux

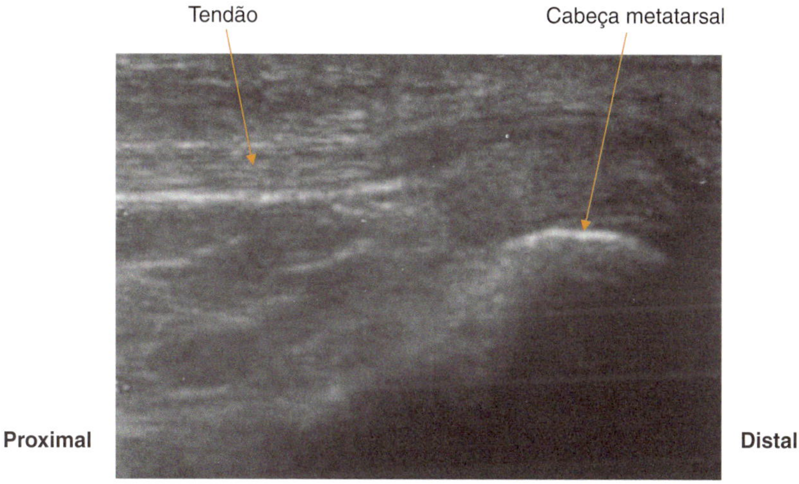

FIG. 303 Flexor longo do hálux no antepé

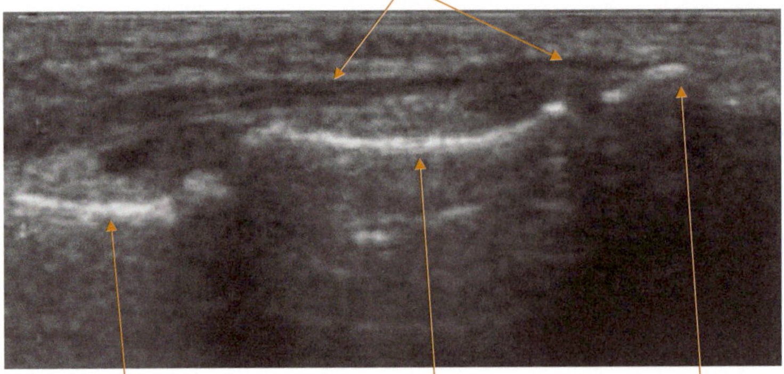

FIG. 304 SL, flexor longo do hálux

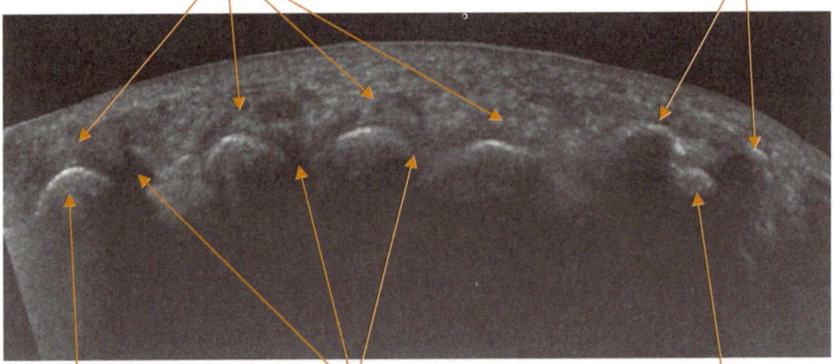

FIG. 305 ST panorama, pé plantar – metatarsais

Flexor curto do hálux

(Figuras 306–311)

- Origem: superfície plantar medial do cubóide e cuneiforme lateral.
- Inserção: divide-se em 2 em torno do flexor longo do hálux e se insere em cada lado na falange proximal. Cada tendão possui um osso sesamóide.

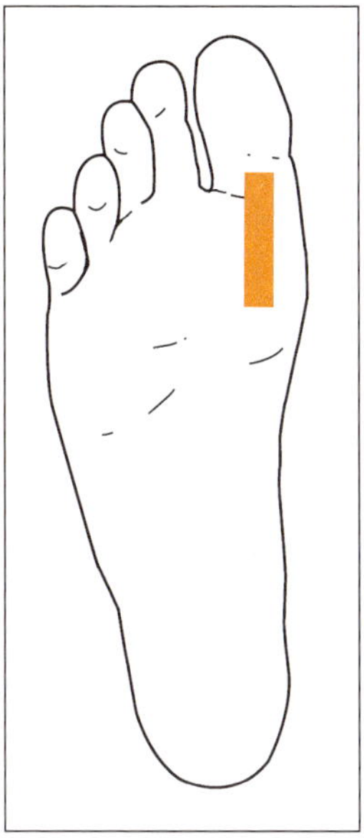

FIG. 306 SL, *probe* sobre o sesamóide medial

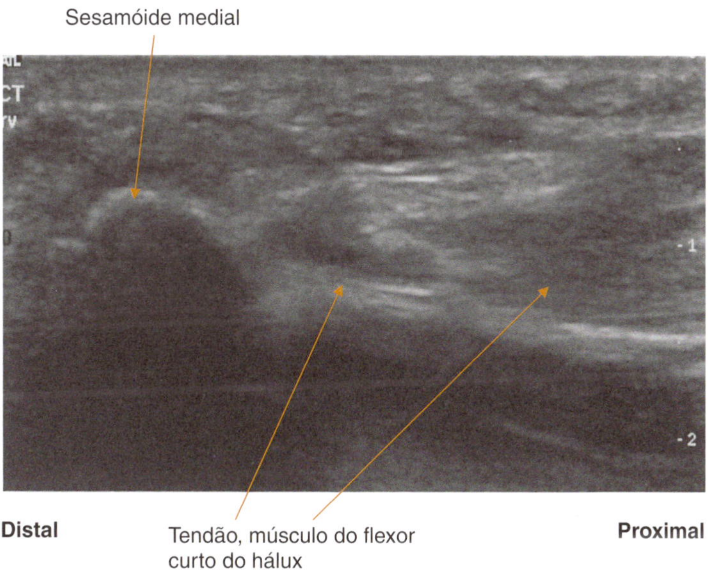

FIG. 307 SL, flexor curto do hálux

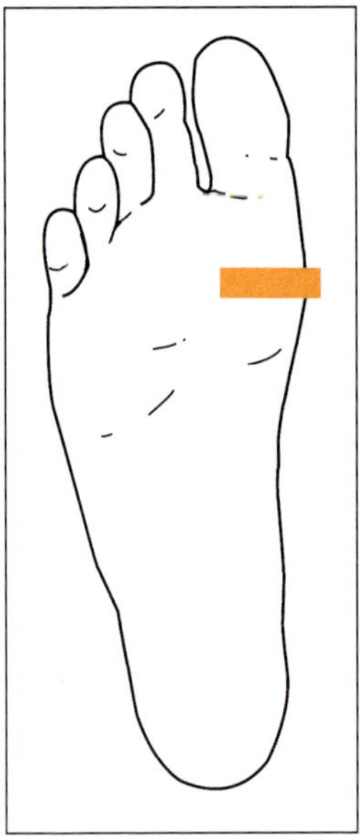

FIG. 308 ST, *probe* sobre sesamóides

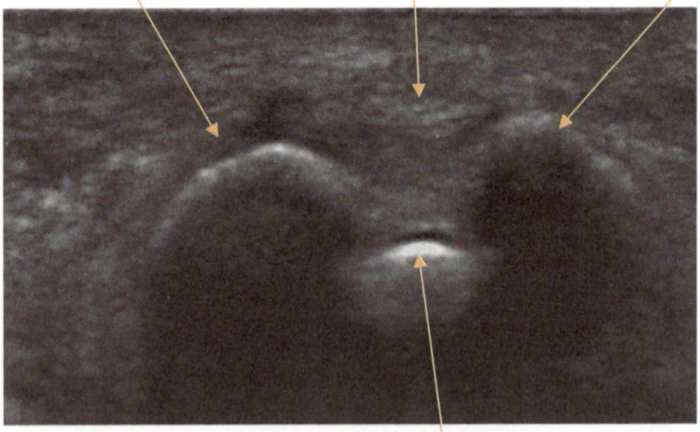

FIG. 309 ST, sesamóides

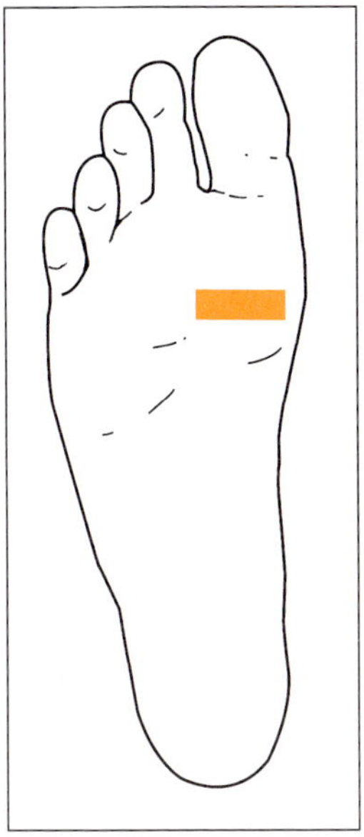

FIG. 310 ST, *probe* proximal aos sesamóides

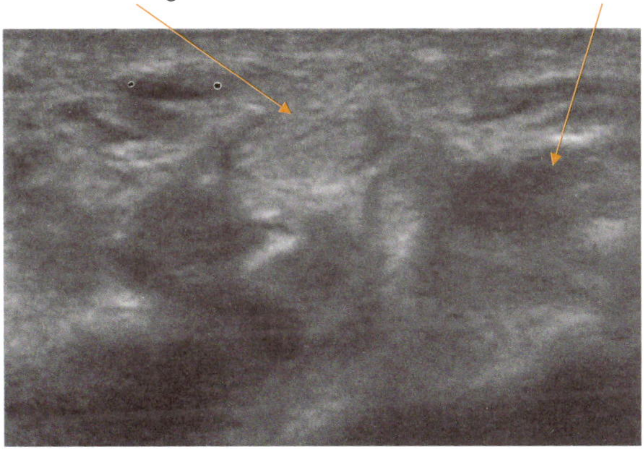

FIG. 311 ST, flexor do hálux – proximal aos sesamóides

Fáscia plantar

(Figuras 312–315)

Três feixes – medial, lateral e médio.

Fixa-se, proximalmente, ao processo medial do calcâneo e se abre em leque em 5 tiras que se fundem com as bainhas do flexor dos dedos para fixar-se aos ligamentos intermetatarsais transversos e às bases das falanges proximais. Septos fortes passam desta fáscia, lateralmente, para dividir o flexor dos dedos do abdutor do dedo mínimo e, medialmente, do abdutor do hálux.

Anotações

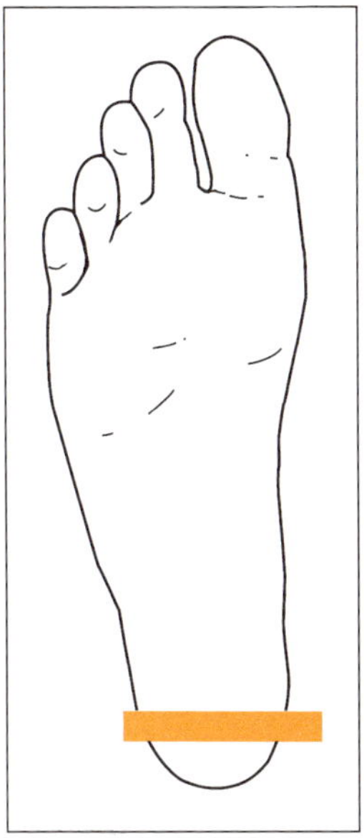

FIG. 312 ST, *probe* sobre o coxim do calcanhar

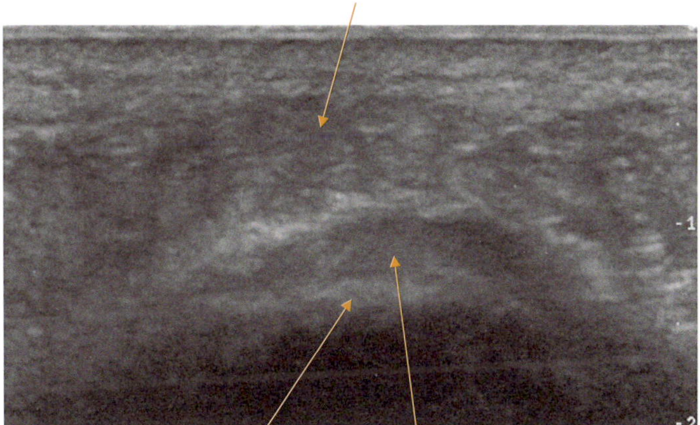

FIG. 313 ST, fáscia plantar

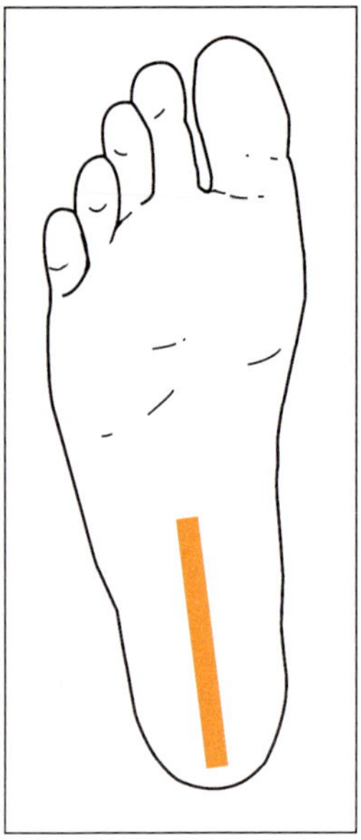

FIG. 314 SL, *probe* mediano sobre a superfície plantar

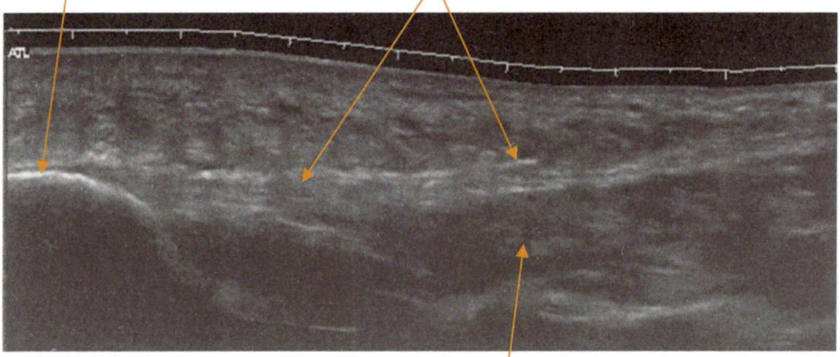

FIG. 315 SL panorama, fáscia plantar

Músculos plantares no médio pé

(Figuras 316 e 317)

Há 4 camadas.

- Superficial: abdutor do hálux, abdutor do dedo mínimo, flexor curto dos dedos.
- Segunda camada: flexor longo dos dedos, quadrado da planta, lumbricais, flexor longo do hálux.
- Terceira camada: flexor curto do hálux, flexor do dedo mínimo, adutor transverso do hálux, adutor oblíquo do hálux.
- Quarta camada: interósseos, tendões do tibial posterior e fibular longo.

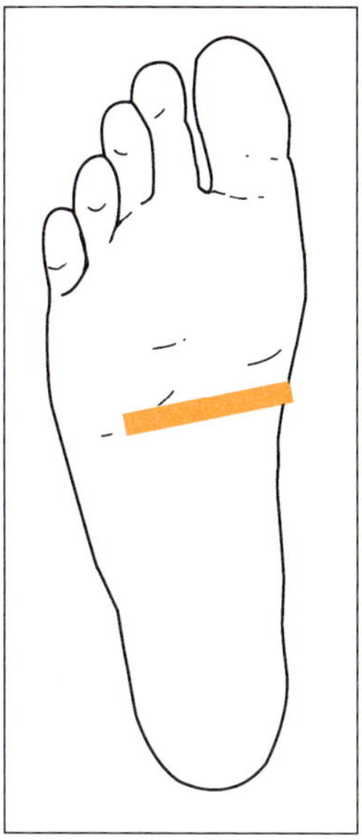

FIG. 316 ST, *probe* no médio pé

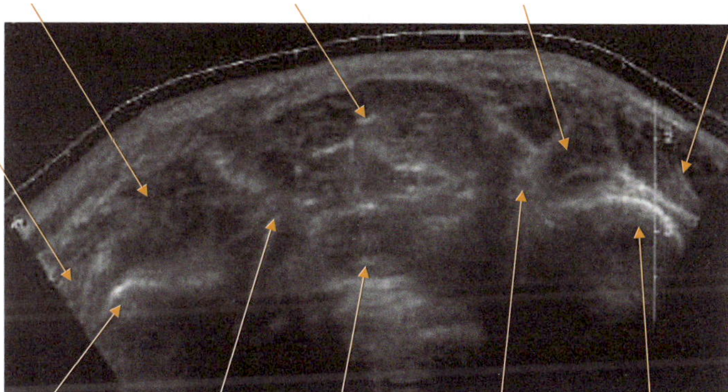

FIG. 317 ST panorama, médio pé plantar

Dorso do pé

(Figuras 318 e 319)

Anotações

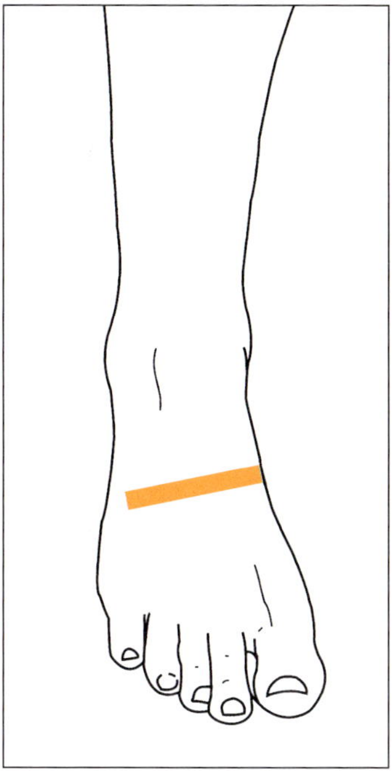

FIG. 318 ST, *probe* sobre o meio do dorso do pé

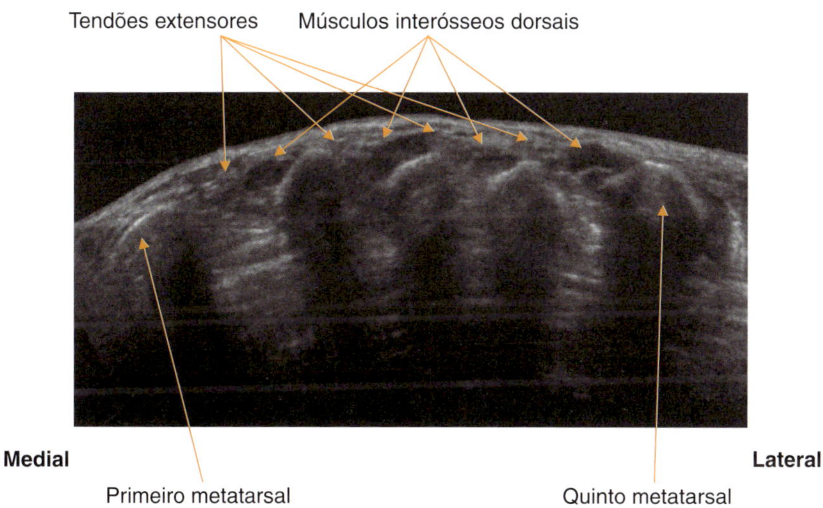

FIG. 319 ST panorama, dorso do pé

Extensor longo do hálux

(Figuras 320–322)

- Origem: superfície anterior da fíbula, membrana interóssea.
- Inserção: passa distalmente para se inserir na falange distal do hálux.

Anotações

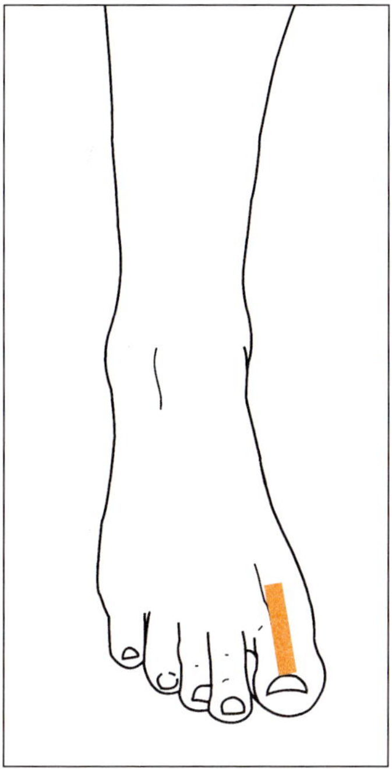

FIG. 320 SL, *probe* sobre o dorso do hálux. Exame dinâmico usando flexão/extensão do hálux

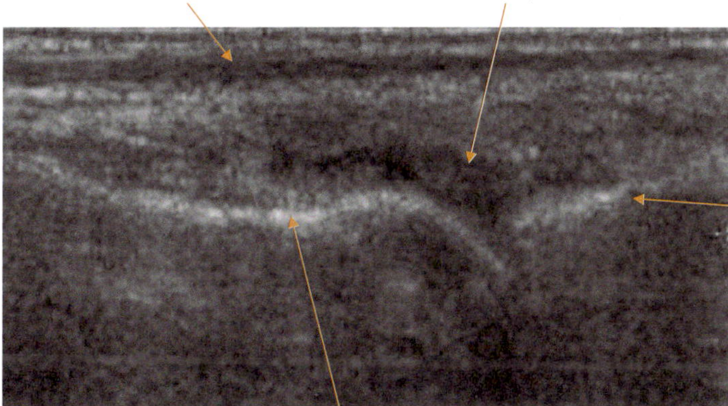

FIG. 321 SL, extensor do hálux

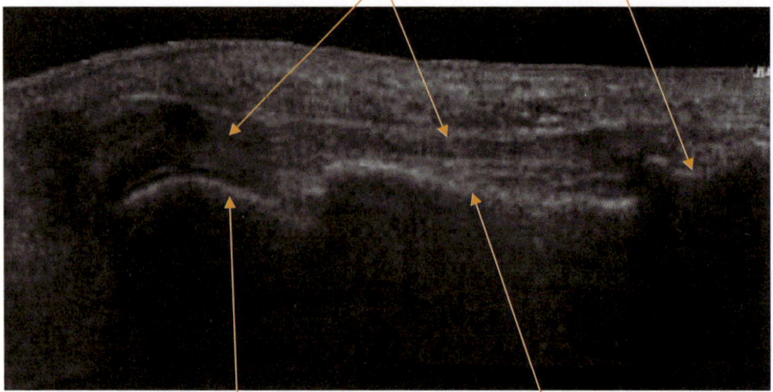

FIG. 322 SL panorama, extensor longo do hálux